内镜颅底重建

Techniques and Key Points for Endoscopic Cranial Base Reconstruction

主 编 （美）卡洛斯·D. 皮涅罗－内托
Carlos D. Pinheiro-Neto, MD, PhD
Associate Professor
Department of Otorhinolaryngology/Head and Neck Surgery
Mayo Clinic
Rochester, Minnesota, USA

（美）玛丽亚·佩里斯－塞尔达
Maria Peris-Celda, MD, PhD
Associate Professor
Department of Neurosurgery
Mayo Clinic
Rochester, Minnesota, USA

主 译 李学军 黄纯海
副主译 滕楚北 王苟思义

北方联合出版传媒（集团）股份有限公司
辽宁科学技术出版社

©2024辽宁科学技术出版社。

著作权合同登记号：第06-2022-116号。

图书在版编目（CIP）数据

内镜颅底重建 /（美）卡洛斯·D.皮涅罗-内托（Carlos D. Pinheiro-Neto），（美）玛丽亚·佩里斯-塞尔达（Maria Peris-Celda）主编；李学军，黄纯海主译. — 沈阳：辽宁科学技术出版社，2024.4

ISBN 978-7-5591-3192-8

Ⅰ.①内… Ⅱ.①卡… ②玛… ③李… ④黄… Ⅲ.①窥镜 – 应用 – 颅底 – 外科手术 Ⅳ.①R651.1

中国国家版本馆CIP数据核字（2023）第159791号

出版发行：辽宁科学技术出版社
　　　　　（地址：沈阳市和平区十一纬路25号　邮编：110003）
印 刷 者：辽宁新华印务有限公司
经 销 者：各地新华书店
幅面尺寸：210mm×285mm
印　　张：11.5
插　　页：4
字　　数：280千字
出版时间：2024年4月第1版
印刷时间：2024年4月第1次印刷
责任编辑：吴兰兰
封面设计：顾　娜
版式设计：袁　舒
责任校对：闻　洋

书　　号：ISBN 978-7-5591-3192-8
定　　价：168.00元

编辑电话：024-23284363
邮购热线：024-23284502
邮箱：2145249267@qq.com

译者名单

主　译　　李学军　中南大学湘雅医院
　　　　　黄纯海　吉首大学第一附属医院

副 主 译　　滕楚北　中南大学湘雅医院
　　　　　王苟思义　中南大学湘雅医院

参译人员　　（按姓氏拼音排序）
　　　　　陈　龙　安徽医科大学第一附属医院
　　　　　高可雷　中南大学湘雅医院
　　　　　顾　兰　中南大学外国语学院
　　　　　黄　鹤　中南大学湘雅医院
　　　　　黄　琦　中南大学湘雅三医院
　　　　　蒋　念　中南大学湘雅医院
　　　　　李　健　中南大学湘雅医院
　　　　　林学磊　海南医学院第二附属医院
　　　　　彭仁君　中南大学湘雅医院
　　　　　苏燕东　海军军医大学第一附属医院
　　　　　王　钊　吉首大学第一附属医院
　　　　　肖格磊　中南大学湘雅医院
　　　　　谢源阳　中南大学湘雅医院
　　　　　叶宁荣　福建医科大学附属第一医院
　　　　　袁　健　中南大学湘雅医院
　　　　　张晶晶　吉首大学第一附属医院

致谢

我们非常感谢 Jennifer Pryll 的努力和付出，她所制作的插图使复杂的技术更易于理解。还要感谢 Shipra Sehgal 以及 Thieme 团队其他成员对本书出版工作的付出和贡献。

Carlos D. Pinheiro-Neto, MD, PhD
Maria Peris-Celda, MD, PhD

致我的父亲 Sebastião Diógenes Pinheiro 博士，作为父亲、朋友、医生和教授，感谢他向我展示了迷人的颅底外科世界，并成为为患者奉献的终极典范。

感谢我的母亲 Erineide，感谢她对我的爱，感谢她为我的早期教育付出了巨大的努力，并始终如一地陪伴在我身边。

感谢我的家人无条件的爱与支持。

Carlos D. Pinheiro-Neto, MD, PhD

感谢我过去、现在和未来的患者们，让我有机会参与他们的治疗。

感谢那些将遗体捐献给解剖学研究的人们，感谢他们的家人，感谢他们的慷慨，让我们能够培训、发展和完善新的、更安全的外科技术。

感谢 A.L.Rhoton 教授以及他为进行更准确、温和和安全的手术所做的努力。

感谢爱我的家人，尤其是我的父母 Antonio 和 Maria，他们的理解和支持使我获益匪浅。

Maria Peris-Celda, MD, PhD

译者前言

当前神经内镜已成为神经外科的重要治疗手段，尤其是在颅底手术中的应用，能够深入颅底手术操作区域，因此可以提供更加宽广、深入的手术视野。颅底因其复杂且不规则的解剖结构，使得在入路显露过程中往往会破坏其原有结构，难以做到解剖复位，需要进行颅底重建。内镜下进行颅底重建能够更方便地获取各种瓣膜，并在直视下进行重建，避免出现缺损的死角。目前大量的临床研究也证实内镜下颅底重建能够有效降低颅底手术后脑脊液漏、感染以及脑膜脑膨出等并发症的发生率。本书原著由梅奥医学中心的Carlos D. Pinheiro-Neto 和 Maria Peris-Celda 教授主编，系统性总结了内镜下颅底重建方法并展示了大量经典病例，编者涉及神经外科、耳鼻喉科以及头颈外科等专科的专家。主译单位中南大学湘雅医院神经外科、耳鼻喉科均在国内较早开始神经内镜的临床应用，也经常与口腔颌面外科及眼科合作，积累了大量有意义的病例。笔者长期从事颅底神经外科工作，2003 年完成的博士课题就是关于扩大经蝶窦入路的显微镜、内镜解剖，对于神经内镜在中国的飞速发展、广泛普及是实践者、见证者。看到本书原著时对其内容颇有感触，虽篇幅不长，却能够将颅底重建这一临床常见且棘手的问题进行系统性总结，并且书中图文并茂，理论联系实践，非常值得神经外科、耳鼻喉科从事颅底外科手术的临床一线工作的医生借鉴学习。借此次翻译本书的机会，希望能够与国内从事内镜颅底外科工作的同道共享学术成果、分享宝贵经验，加强神经内镜领域新技术、新方法、新理念的交流，共同促进颅底外科事业的进步和发展，造福广大患者。最后，在此感谢参与本书翻译工作的各位译者，感谢你们的辛苦付出。

原书前言

经鼻内镜手术已成为治疗各种颅底肿瘤性和非肿瘤性疾病的新模式。该技术已被各外科领域的颅底外科医生广泛采用。随着颅底团队经验的积累和学习曲线的上升,他们处理大型且复杂的颅底病变能力提升,而处理这些病变通常需要更牢固的颅底硬脑膜重建。

早期经鼻内镜手术较易出现术后脑脊液漏,血管化鼻中隔黏膜瓣的出现是鼻中隔重建术的一个重大进步,术后脑脊液漏的发生率急剧下降。2006 年首次发表的描述 Hadad– Bassagasteguy 黏膜瓣的论文仍然是颅底外科中引用率最高的论文之一。随后的研究也进一步证实了血管化黏膜瓣重建颅底缺损的益处。随着对其他血管化鼻中隔黏膜瓣的进一步研究和完善,鼻中隔黏膜瓣也发展了各种变体和改良。以鼻外侧壁黏膜瓣(下鼻甲黏膜瓣)和颅外骨膜瓣为代表的局部性瓣膜是在无法提供鼻中隔黏膜瓣进行重建时的替代方案,同时最大限度地减少并发症的发生。

Carlos D. Pinheiro–Neto 和 Maria Peris–Celda 教授成功地将现代颅底外科医生所需的各种重建技术结合在一起,无论他们是采用传统开放入路、内镜还是联合入路。本书各章节以简洁的项目符号分层,突出基本信息,同时也能获取核心手术技术的信息。这种格式最适合快速查阅,也最有利于学习。书中各章节都以精湛的解剖为例进行了详尽的说明,这些解剖使用了 Pinheiro–Neto 和 Celda 实验室中经灌注处理的标本。书中的图片也非常精美,并清晰展现了重建的过程。本书的另一个特点是包含了各种疑难病例,并且根据经验预测了这些病例的并发症和重建难点。这本专著是每个颅底外科医生书架上必备的书。

Carl Snyderman, MD, MBA

原书序言

近 20 年来，经鼻内镜颅底手术已成为外科治疗手段的一部分，成功治疗了多种颅底病变。目前已被公认为许多类型肿瘤的标准手术方式。只有通过耳鼻喉科和神经外科医生的密切合作，一种全新手术方式的发展才有可能。在此过程中，早期遇到的一个关键限制因素是高发的术后脑脊液漏。2006 年，来自阿根廷的 Gustavo Hadad 和 Luis Bassagasteguy 教授与来自匹兹堡大学的 Ricardo Carrau、Amin Kassam 和 Carl Snyderman 教授联合发表了第一个用于内镜颅底重建的血管化黏膜瓣。鼻中隔黏膜瓣的出现使内镜下颅底外科得到了进一步的发展，大大降低了术后脑脊液漏的发生率。此后，关于各种修补瓣和内镜颅底重建技术改进的文献不断涌现。

编者旨在将过去 20 年间重要的内镜重建技术汇编在本书中。本书共 26 章，分为 7 个部分。第一部分提供概述内镜颅底重建需要遵循的一般原则以及应对各种类型颅底缺损的策略。第二至第六部分则一步步地详细阐述了各种手术技术，以项目符号分层，使阅读更有效率、直达重点。每个章节的开端都对该外科技术的重要解剖学概念进行了简要回顾。章节中详细描述了每个手术步骤的细微差别，并提供了替代方案。通过高质量的图片和手绘图充分展示了手术步骤，并提供了讲解视频来演示手术技巧以巩固学习效果。在总结当前临床应用中最为重要的几种颅底重建技术后，在第七部分展示了 7 例来自不同颅底外科团队的疑难病例，读者可以通过这些疑难病例的总结获得一些临床实战经验。

我们希望这项工作能够为从事内镜颅底外科工作的医生提供实用的颅底重建策略。

Carlos D. Pinheiro-Neto, MD, PhD
Maria Peris-Celda, MD, PhD

编者名单

Adedamola Adepoju, MD

Neurosurgeon

Department of Neurosurgery

CHI St. Vincent Arkansas Neuroscience Institute

Sherwood, Arkansas, USA

Amit Agrawal, MD

Associate Professor

Department of Otolaryngology – Head and Neck Surgery

The James Cancer Hospital and Solove Research Institute

The Ohio State University Wexner Medical Center

Columbus, Ohio, USA

Abdulaziz Alrasheed, MD

Clinical Fellow

Department of Otolaryngology – Head and Neck Surgery

The James Cancer Hospital and Solove Research Institute

The Ohio State University Wexner Medical Center

Columbus, Ohio, USA

Serdar Aydin, MD

Research Fellow

Department of Neurosurgery, Albany Medical Center

Albany, New York, USA

Courtney Carpenter, MD

Assistant Professor of Plastic Surgery

Albany Medical Center

Albany, New York, USA

Ricardo L. Carrau, MD, MBA

Professor

Department of Otolaryngology – Head and Neck Surgery;

Lynne Shepard Jones Chair in Head and Neck Oncology;

Director of the Comprehensive Skull Base Surgery Program

The Ohio State University Medical Center;

Co-Director

Anatomy Laboratory Toward Visuospatial Surgical Innovations in Otolaryngology and Neurosurgery (ALT-VISION)

The Ohio State University Wexner Medical Center

Columbus, Ohio, USA

Garret W. Choby, MD

Associate Professor

Rhinology and Skull Base Surgery;

Chair of Quality

Department of Otolaryngology – Head and Neck Surgery, Joint Appointment

Department of Neurologic Surgery

Mayo Clinic

Rochester, Minnesota, USA

Salomon Cohen Cohen, MD

Resident

Department of Neurosurgery

Mayo Clinic

Rochester, Minnesota, USA

Felipe S. G. Fortes, MD, PhD

Otolaryngologist and Facial Plastic Surgeon, Clinica Fortes

São Paulo, Brazil

Paul A. Gardner, MD

Professor and Peter J. Janetta Endowed Chair

Department of Neurological Surgery

University of Pittsburgh School of Medicine;

Co-Director

Center for Cranial Base Surgery

University of Pittsburgh Medical Center

Pittsburgh, Pennsylvania, USA

Stephen Y. Kang, MD

Head and Neck Surgeon

Department of Otolaryngology – Head and Neck Surgery

The James Cancer Hospital and Solove Research Institute

The Ohio State University Wexner Medical Center

Columbus, Ohio, USA

Tyler Kenning, MD

Neurosurgeon

Piedmont Heathcare

Atlanta, Georgia, USA

Luciano C. P. C. Leonel, PhD

Research Fellow

Department of Neurosurgery

Mayo Clinic

Rochester, Minnesota, USA

Michael J. Link, MD

Professor

Departments of Neurologic Surgery and

    Otorhinolaryngology

Mayo Clinic

Rochester, Minnesota, USA

Ramón Moreno-Luna, MD, PhD

Otolaryngologist

Rhinology and Skull Base Unit

University Hospital Virgen de la Macarena

Seville, Spain

Mathew Old, MD

Associate Professor

Department of Otolaryngology – Head and Neck Surgery

The James Cancer Hospital and Solove Research Institute

The Ohio State University Wexner Medical Center

Columbus, Ohio, USA

Enver Ozer, MD

Professor

Department of Otolaryngology – Head and Neck Surgery

The James Cancer Hospital and Solove Research Institute

The Ohio State University Wexner Medical Center

Columbus, Ohio, USA

Maria Peris-Celda, MD, PhD

Associate Professor

Department of Neurosurgery

Mayo Clinic

Rochester, Minnesota, USA

Carlos D. Pinheiro-Neto, MD, PhD

Associate Professor

Department of Otorhinolaryngology/Head and Neck

    Surgery

Mayo Clinic

Rochester, Minnesota, USA

Daniel Prevedello, MD

Professor

Department of Neurological Surgery

The James Cancer Hospital and Solove Research Institute

The Ohio State University Wexner Medical Center

Columbus, Ohio, USA

Natalia C. Rezende, MD

Research Fellow

Department of Neurosurgery

Mayo Clinic

Rochester, Minnesota, USA

Laura Salgado-Lopez, MD

Research Fellow

Department of Neurosurgery

Mount Sinai Hospital

New York, New York, USA

Nolan Seim, MD

Assistant Professor

Department of Otolaryngology – Head and Neck Surgery

The James Cancer Hospital and Solove Research Institute
The Ohio State University Wexner Medical Center
Columbus, Ohio, USA

Carl H. Snyderman, MD, MBA
Professor
Department of Otolaryngology
University of Pittsburgh School of Medicine;
Co-Director
Center for Cranial Base Surgery
University of Pittsburgh Medical Center
Pittsburgh, Pennsylvania, USA

C. Arturo Solares, MD, FACS, MD, FACS
Professor of Otolaryngology and Neurosurgery;
Director, Skull Base Surgery
Emory University
Atlanta, Georgia, USA

Roberto M. Soriano, MD
Research Fellow
Department of Otolaryngology – Head and Neck Surgery
Emory University

Atlanta, Georgia, USA

Janalee Stokken, MD
Associate Professor
Department of Otolaryngology – Head and Neck Surgery
Mayo Clinic
Rochester, Minnesota, USA

Akina Tamaki, MD
Assistant Professor
Department of Otolaryngology
Case Western Reserve University
University Hospitals Cleveland Medical Center
Cleveland, Ohio, USA

Jamie J. Van Gompel, MD, FAANS
Professor in Neurosurgery and Otorhinolaryngology;
Program Director
International Neurosurgery Fellowship;
Associate Program Director
Neurosurgical Skull Base Oncology Fellowship
Mayo Clinic
Rochester, Minnesota, USA

目录

第一部分

简介

第 1 章　内镜颅底重建的原则

Tyler Kenning, Laura Salgado-Lopez, Maria Peris-Celda, Carlos D. Pinheiro-Neto

1.1　介绍

- 颅底的鼻内入路不仅能处理越来越多的相关疾病，而且还带来了新的手术挑战。
- 颅底手术后的重建将鼻腔和颅腔分开，防止术后脑脊液（CSF）漏，并降低了并发症的发生率和致死率。
- 颅底修复的目标包括消除无效腔，恢复颅底结构的支撑作用、基本轮廓和功能，以及保护颅内和眼眶内容物。
- 除了需要再次手术和进一步修复外，重建失败还可能导致严重的并发症：脑膜炎、硬脑膜下出血、颅内脓肿、脑积水、脑积气，甚至死亡。迟发性并发症包括鼻出血、慢性鼻窦炎和鼻窦黏液囊肿形成。
- 颅底修复技术的进步可能是颅底鼻内镜手术应用越来越广的最关键因素。

1.2　经鼻颅底重建的概论

- 鼻内颅底重建的原理与经颅入路相似。
- 鼻内颅底重建的挑战包括缺乏支撑结构和重力的影响。
- 单纯的经蝶区手术仅使用非血管化组织移植物即可实现超过 99% 的重建成功率。
- 最初，扩大经鼻入路的硬膜和骨质缺损大部分采用非血管化组织移植物进行修复。高达 15% 的病例发生术后 CSF 漏。
- 对于超过鞍区的病变，采用血管化组织移植物进行颅底重建有明显的益处。前颅底的成功率超过 95%，而无血管化组织移植物成功率仅为 67%~93%。
- 切除有明显额叶占位效应的肿瘤会遗留巨大的颅内残腔，从而使经鼻前颅底重建更具挑战性。额叶缺乏足够的支持以及在大脑和重建结构之间形成的脑脊液都会增加失败的风险。用可吸收明胶海绵和 / 或脂肪移植物部分填充颅内手术腔，特别是沿着缺损的前缘，可以防止黏膜瓣的颅内移位和脑脊液漏。

- 经斜坡入路的后颅窝缺陷最难修复。采用非血管化组织移植物修补已被证明无效，有 40% 的病例发生术后 CSF 漏。然而，用黏膜瓣修复和使用术后腰大池引流，脑脊液漏的发生率可降至 5% 以下。
- 某些病理状况和并发症与术后脑脊液漏的风险增加有关，应考虑对这些患者进行更充分的重建：
  - 脑膜瘤：治疗需切除骨质和硬膜，也可能破坏蛛网膜完整性。
  - 颅咽管瘤：可能通过基底池延伸到脑室系统。
  - 库欣病：内分泌疾病导致愈合受损，可能有肥胖并伴有颅内高压，可能有阻塞性睡眠呼吸暂停，需要持续气道正压通气（CPAP）。
  - 病态肥胖：与颅内高压有关。
  - 阻塞性睡眠呼吸暂停：术后需要 CPAP。
  - 特发性 CSF 漏 / 脑膨出 / 脑膜脑膨出：与肥胖和颅内压升高有关。
  - 放疗史或需要放疗：带血管的黏膜瓣更有可能承受放疗的长期影响。
  - 免疫抑制 / 类固醇使用 / 糖尿病：影响愈合。

1.3　重建移植物选择

- 内镜颅底重建有多种选择，包括游离黏膜移植物、自体脂肪、肌肉和阔筋膜、同种异体硬脑膜替代物和带血管的黏膜瓣。
- 由于感染和 / 或挤压的风险较高，应避免使用合成刚性材料（钛网、多孔聚乙烯植入物等）。如果需要更刚性的重建，建议使用带血管的复合瓣。
- 修复方案的选择基于缺损的解剖位置和范围、术中 CSF 漏的程度和类型、基础病理和患者并发症情况。
- 任何硬脑膜缺损通常都用硬脑膜内移植物修复，特别是如果伴随有蛛网膜开口。在蛛网膜暴露并伴随脑脊液流动的情况下，采用黏膜覆盖进行重建可能足以修复缺损。
- 自体带血管蒂黏膜瓣在预防术后脑脊液漏方面的成功率最高。然而，它们的使用通常伴随着额外的并发症。如果有其他有效的替代方案，可以考虑非黏膜瓣修补。

- 可吸收的密封剂和胶水可用于将多层修复固定到位。这些应该应用在修复的顶部，然后由鼻腔填塞物支撑。如果在修复层之间放置密封剂／胶水，则会随着它们的吸收而形成间隙，从而阻止修复的愈合。
- 优先选择可降解填塞物，以减少患者在移除时的不适。当颅底修复需要更大的压力支持时，应考虑使用不可吸收填塞物。
- 在大多数情况下，重建材料和技术的改进可以避免使用腰大池引流。
- 在后颅窝手术或者大的经斜坡入路中，术后使用腰椎引流管已被证明是直接修复的更有效的辅助手段。
- 提倡早期手术再探查和修复翻修，而不是仅仅腰椎引流来治疗术后 CSF 漏。
- 如果怀疑术后 CSF 漏，直接进行床旁鼻内镜检查，如果漏口明显或仍不清楚，则继续在手术室进行评估。在这种情况下尝试单独进行腰椎引流，失败率和相关并发症（感染、过度引流、硬脑膜下血肿、张力性气颅等）发生率很高。

1.4　血管化重建

- 血管化黏膜瓣的使用彻底改变了内镜鼻内手术领域，并广泛扩大了其适用性。
- 表 1.1 和表 1.2 总结了最常用的黏膜瓣。每个不同的选项将在后面的章节中详细介绍。
- 鼻内黏膜瓣的软骨膜或骨膜表面必须沿其整个长度接触骨质。这种接触不仅需要覆盖颅底缺损周围，而且沿着黏膜瓣的近端部分也是必不可少的。
- 如果黏膜瓣的近端部分不接触骨骼或其他非黏膜表面，则愈合过程中的收缩会加剧，将黏膜瓣拉离缺损并增加脑脊液漏的风险。
- 为了最大化黏膜瓣的长度，应去除鼻窦内的所有骨嵴和分隔，以优化黏膜瓣的骨接触。如果留下多余的骨头，黏膜瓣沿分隔的褶皱将缩短其"可用"区域并增加黏膜瓣下方无效腔的风险。
- 如果可能，鼻内黏膜瓣的供区应覆盖第二个带血管蒂的黏膜瓣或黏膜移植物，以优化愈合并最大限

度地减少供区的并发症，包括结痂和反复的术后清创。覆盖鼻中隔供区也有助于限制鼻中隔穿孔和背侧塌陷（Collapse of Dorsum）。

- 之前使用的带蒂黏膜瓣可以仔细解剖血管蒂，并重新用于再次手术，避免使用额外的黏膜瓣。
- 在将已愈合的黏膜瓣分离到颅底的过程中，应注意可能先前暴露但未被骨骼覆盖的神经血管结构（如颈内动脉和视神经）。
- 愈合的黏膜瓣通常会沿颅底保持愈合过程中获得的形状。这种黏膜瓣"记忆"的特点，在再次手术过程中，可能会导致一些困难，特别是如果需要更大的暴露，那么之前的黏膜瓣对于新的缺损来说就不够了。

1.5　重建十诫

（1）进行术前鼻内镜检查，以评估鼻窦黏膜的质量、并发炎性疾病和可用于重建的选择。

（2）回顾影像学检查以估计缺损的大小以及黏膜瓣／移植物的大小和可用性。

（3）在入路（包括前颅底切除术）期间，始终尽量保留中鼻甲和椎弓根用于鼻中隔黏膜瓣。

（4）如果可能经斜坡入路尽量保留鼻咽顶和后壁。

（5）移除所有骨分隔，使表面保持冲洗以覆盖黏膜瓣／移植物。

（6）去除缺损周围以及沿着黏膜瓣走行缺损方向的所有黏膜。将黏膜瓣始终与表面接触，以尽量减少黏膜瓣收缩。

（7）使用硬脑膜替代物和黏膜瓣／移植物进行多层重建。避免使用合成的刚性植入物。

（8）不要在黏膜瓣和骨或硬脑膜替代物之间使用硬脑膜密封剂、氧化纤维素、明胶泡沫或任何其他合成材料。

（9）尽可能使用可吸收填塞物支持重建。在入路过程中注意保留鼻腔的结构，能改善对填塞物的支持，并最大限度地减少对不可吸收鼻腔填塞物的需求。

（10）考虑风险因素和术前发病率，并相应地修改重建方案。

表 1.1　鼻内黏膜瓣

鼻中隔黏膜瓣	• 蒂：鼻中隔后动脉 – 蝶腭动脉分支 – 上颌动脉分支 • 用途：所有腹侧颅底缺损 • 优点：它有一个长的蒂和坚固的黏膜，有很好的旋转弧度，并且是可定制 / 可调整的 • 限制：对于极端前部缺陷 / 额窦和下斜坡 / 颅脊交界处，可能需要修改（增强和 / 或拉长）
中鼻甲黏膜瓣	• 蒂：鼻后外侧动脉的中鼻甲支 – 蝶腭动脉分支 • 用途：筛板、筛状中央凹、蝶骨平台和蝶鞍的有限缺陷 • 优点：靠近筛窦顶和筛板 • 限制：大的缺损
外侧壁黏膜瓣——基于后部	• 蒂：下鼻甲动脉 – 鼻后外侧动脉分支 – 蝶腭动脉分支 • 用途：斜坡的缺损。当鼻中隔黏膜瓣不可用时备用 • 优点：黏膜瓣坚固，血管发达 • 限制：鼻泪管；侧壁破坏导致萎缩性鼻窦炎
侧壁黏膜瓣——基于前部	• 蒂：鼻前外侧动脉 – 面动脉分支和筛前动脉外侧分支 • 用途：前颅底缺损，特别是当需要对额窦进行颅骨化时 • 优点：坚固且血管发达的黏膜瓣 • 限制：鼻泪管；广泛的基底和不太有利的旋转弧度；侧壁破坏导致萎缩性鼻窦炎

表 1.2　鼻外黏膜瓣和游离黏膜瓣

鼻外黏膜瓣	大而坚固，可以到达颅底大部分区域，但是需要额外的切口
骨膜瓣	• 蒂：眶上动脉和滑车上动脉 • 用途：前颅底的大面积缺损 • 优点：瓣大而坚固 • 限制：双冠状切口，需要通过鼻切除术进行鼻内转位
颞顶筋膜瓣	• 蒂：眶上动脉和滑车上动脉 • 用途：前颅底的大面积缺损 • 优点：瓣大而坚固 • 限制：双冠状切口，需要通过鼻切除术进行鼻内转位
骨 – 颞顶筋膜和骨 – 骨膜瓣	• 蒂：颞浅动脉（颞顶骨膜）。眶上动脉和滑车上动脉（额骨膜） • 用途：重建颧弓、眼眶、前颅窝 • 优点：坚固 • 限制：取材耗时，可能损伤颅骨内板，可能导致脑脊液漏、脑组织或血管损伤
颞肌瓣	• 蒂：颞深动脉（前支和后支）– 上颌动脉的分支和颞中动脉 – 颞浅动脉分支 • 用途：重建眼眶和斜坡 • 优点：大的带血管瓣 • 限制：颞部凹陷，需要通过颞下窝或打开眶外侧来移位
其他鼻腔外黏膜瓣（颊肌和腭肌）	• 蒂： 　○ 颊肌：面动脉分支 　○ 腭肌：下行腭动脉 • 用途： 　○ 颊肌：眼眶和前颅底缺损 　○ 腭肌：实验性 • 优点：血管化的黏膜瓣和放疗范围外的区域 • 限制： 　○ 颊肌：有损伤腮腺导管或面神经末梢分支的风险，需要经上颌途径将黏膜瓣转位至鼻腔 　○ 腭肌：腭瓣移位导致口鼻 / 口窦漏的高风险，供区发病率高，牙槽损伤或软腭损伤风险，可能导致腭咽功能不全
游离黏膜瓣	• 黏膜瓣：ALT 黏膜瓣或 RFF。通过颈部开放切口进行显微吻合术。蒂部和面部动脉与静脉吻合。通过经上颌途径进入鼻腔。需要通过内镜对黏膜瓣插入进行精细操作 • 用途：内镜颅底重建，所有鼻内和鼻外黏膜瓣都不适用的情况下 • 优点：在接受过放疗的患者中可以使用不受放射影响的组织进行稳固的重建 • 限制：需要有微血管重建经验的团队

参考文献

[1] Sokoya M, Mourad M, Ducic Y. Complications of skull base surgery. Semin Plast Surg. 2017; 31(4):227–230.

[2] Naunheim MR, Sedaghat AR, Lin DT, et al. Immediate and delayed complications following endoscopic skull base surgery. J Neurol Surg B Skull Base. 2015; 76(5):390–396.

[3] Scagnelli RJ, Patel V, Peris-Celda M, Kenning TJ, Pinheiro-Neto CD. Implementation of free mucosal graft technique for sellar reconstruction after pituitary surgery: outcomes of 158 consecutive patients. World Neurosurg. 2019; 122:e506–e511.

[4] Harvey RJ, Parmar P, Sacks R, Zanation AM. Endoscopic skull base reconstruction of large dural defects: a systematic review of published evidence. Laryngoscope. 2012; 122(2):452–459.

[5] Hegazy HM, Carrau RL, Snyderman CH, Kassam A, Zweig J. Transnasal endoscopic repair of cerebrospinal fluid rhinorrhea: a meta-analysis. Laryngoscope. 2000; 110(7):1166–1172.

[6] Soudry E, Turner JH, Nayak JV, Hwang PH. Endoscopic reconstruction of surgically created skull base defects: a systematic review. Otolaryngol Head Neck Surg. 2014; 150(5):730–738.

[7] Thorp BD, Sreenath SB, Ebert CS, Zanation AM. Endoscopic skull base reconstruction:a review and clinical case series of 152 vascularized flaps used for surgical skull base defects in the setting of intraoperative cerebrospinal fluid leak. Neurosurg Focus. 2014; 37(4):E4.

[8] Clavenna MJ, Turner JH, Chandra RK. Pedicled flaps in endoscopic skull base reconstruction: review of current techniques. Curr Opin Otolaryngol Head Neck Surg. 2015; 23(1):71–77.

[9] Sigler AC, D'Anza B, Lobo BC,Woodard TD, Recinos PF, Sindwani R. Endoscopic skull base reconstruction: an evolution of materials and methods. Otolaryngol Clin North Am. 2017; 50(3):643–653.

[10]Zanation AM, Thorp BD, Parmar P, Harvey RJ. Reconstructive options for endoscopic skull base surgery. Otolaryngol Clin North Am. 2011; 44(5):1201–1222.

[11]Zwagerman NT, Wang EW, Shin SS, et al. Does lumbar drainage reduce postoperative cerebrospinal fluid leak after endoscopic endonasal skull base surgery? A prospective, randomized controlled trial. J Neurosurg. 2018; 1–7.

[12]Conger A, Zhao F, Wang X, et al. Evolution of the graded repair of CSF leaks and skull base defects in endonasal endoscopic tumor surgery: trends in repair failure and meningitis rates in 509 patients. J Neurosurg. 2018; 130(3):861–875.

[13]Chakravarthi S, Gonen L, Monroy-Sosa A, Khalili S, Kassam A. Endoscopic endonasal reconstructive methods to the anterior skull base. Semin Plast Surg. 2017; 31(4):203–213.

第 2 章　手术计划和治疗策略

Serdar Aydin, Carlos D. Pinheiro-Neto, Maria Peris-Celda

2.1　简介

- 最终目标是为每个病例选择最佳重建方案，以重建鼻腔和中枢神经系统之间的屏障，避免不必要的鼻部疾病。
- 有效重建可避免重要并发症如脑脊液（CSF）漏、脑积气和感染。
- 细致的术前计划对于预测手术期间是否需要任何额外的鼻窦鼻腔手术（鼻中隔成形术、鼻甲成形术）非常重要，同时也能检测鼻窦的状况，从而判断是否需要延期进行硬脑膜下的操作（细菌性鼻窦炎、真菌性鼻窦炎）。
- 即刻的术后护理以及患者术后良好的依从性对于获得良好的结果至关重要。

2.2　术前计划

- 术前需规划好重建的方案，并制订好手术失败或意外的备选方案。
- 如果由于肿瘤累及从而不确定鼻中隔黏膜瓣的可用性，则必须考虑使用其他黏膜瓣进行重建的可能性。
- 对于需要复杂重建的情况，建议做好多处取黏膜瓣 / 移植物的准备，例如颅周或颞顶筋膜瓣的双冠状或半冠状切口，腹部的脂肪 / 肌肉移植，大腿的脂肪 / 肌肉移植，阔筋膜 / 肌肉移植。如果需要，在手术期间做好相应部位的准备是很重要的。
- 详细的病史、既往手术史、鼻内镜检查和放射检查对于重建计划的成功和良好的结果至关重要。
- 黏膜瓣的计算机断层扫描（CT）有助于预测其潜在的重建范围。
- CT 的三维（3D）重建图像有助于模拟颅底缺损形态和尺寸。它还可用于估计黏膜瓣的尺寸并模拟旋转形态。
- 3D 打印模型也可用于重建的术前规划。
- 在特定病例中，术前血管造影可能有助于显示鼻腔和鼻外黏膜瓣的血管状态。
- 全面的术前计划不仅能为手术过程制订良好的策略，而且有助于术前向患者解释病情。

2.3　围术期和术中要点

- 扩大入路常用第二代头孢菌素或第二代头孢菌素 + 万古霉素作为预防性抗生素。给药时间为术前 1h 内和术后 24h。
- 首选全静脉麻醉（TIVA），以尽量减少鼻黏膜的充血和术中出血。
- 神经电生理监测［体感诱发电位（SSEP）、运动诱发电位（MEP）、脑电图（EEG）和颅神经监测］。
- 如果有脑水肿、视神经或视交叉受压，围术期使用皮质类固醇（地塞米松）。
- 在术前类固醇治疗或低皮质醇的情况下，使用应激剂量的盐皮质激素（氢化可的松）。

2.4　治疗策略

- 根据术中脑脊液漏的流量高低和缺损的大小，提出了修复颅底缺损的一般策略。它可以根据病理、患者状况和术前并发症进行调整（图 2.1）。
- 高流量 CSF 漏可见于和颅内脑池或脑室相沟通的病例。
- 表 2.1 提供了根据不同缺损部位进行重建的一线和替代方案。

2.5　术后要点
2.5.1　住院期间管理

- 如果后颅窝缺损术后需要行腰大池引流，通常以 10~15mL/h 引流 3 天为宜。
- 术后保持正常血压，上限为 140mmHg，至少保持 24h。
- 手术后 12~24h 移除动脉留置针。
- 3 天内始终保持床头抬高 30°~60°。患者术后可尽快行走。

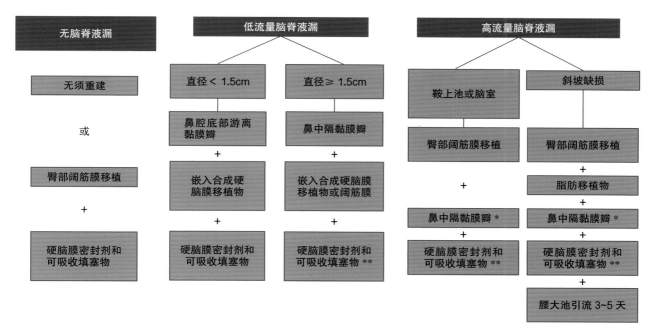

图 2.1　颅底缺陷重建

*：如果鼻中隔黏膜瓣不可用，则需要其他黏膜瓣

**：在放置可吸收填塞物后添加不可吸收填塞物以改善支撑，特别是对于大的前颅底或斜坡缺损

表 2.1　根据缺损部位进行颅底重建

颅底缺损	首选	其他方式
鞍底	鼻底的游离黏膜瓣	中鼻甲游离黏膜瓣 鼻中隔黏膜瓣
鞍上区	鼻中隔黏膜瓣	中鼻甲黏膜瓣 颅骨膜瓣
蝶骨侧隐窝	鼻底游离黏膜瓣	鼻中隔黏膜瓣
前颅底（＜1.5cm）	鼻底游离黏膜瓣	鼻中隔黏膜瓣
前颅底（≥1.5cm）	鼻中隔黏膜瓣	颅骨膜瓣
额窦后部（＜1.5cm） 鼻底游离黏膜瓣		带蒂松解的鼻中隔黏膜瓣 [a] 颅骨膜瓣 [b]
额窦后部（≥1.5cm）	带蒂松解的鼻中隔黏膜瓣 [a]	颅骨膜瓣 [b]
斜坡	扩大鼻中隔黏膜瓣	基底位于后方的外侧鼻腔黏膜瓣 颞顶筋膜瓣
眼眶	颞肌瓣或游离黏膜瓣	

a：保持额窦的引流

b：额窦填塞或颅骨化

- "无鼻侵入"标志应在患者床边清晰可见并突出显示。如果需要鼻胃管，应在内镜下通过。
- 不得弯腰擤鼻涕。建议张着嘴打喷嚏。
- 避免和治疗便秘。
- 举重限制：在 4~6 周内避免举重超过 5lb（1lb ≈ 0.45kg）。
- 术后 48h 内不建议使用生理盐水鼻腔喷雾剂，以免误诊为术后早期 CSF 漏。

- 术 48h 后，开始并维持使用生理盐水鼻腔喷雾剂，直到术后第一次就诊。

2.5.2 门诊管理

- 如果使用鼻腔填塞物和 / 或鼻夹板，术后第 1 周应使用第二代头孢菌素进行预防。
- 术后 1 周：术后第一次就诊。去除鼻夹板并进行有限的清创，重点是去除松散的结痂以改善鼻腔呼吸。在第一次清创过程中，鼻窦腔被单独留下，重建区域通常不可见。
- 术后第一次就诊后，每天需要用大量生理盐水冲洗 1 个月，以帮助去除可吸收填塞物和硬脑膜密封剂。
- 术后 1 个月：第二次鼻腔清创。对鼻窦进行深度清洁，去除残留的填塞物和硬脑膜密封剂。黏膜瓣 / 移植物清晰可见。
- 根据需要保留大量生理盐水鼻腔冲洗液。
- 对于非常大的前颅底缺损，大容量生理盐水冲洗可推迟到术后第 2 或第 3 周。
- 术后 4 个月：在门诊进行第 3 次鼻腔清创。之后，必要时再次行鼻腔清创并进行规律随访。

参考文献

[1] Tien DA, Stokken JK, Recinos PF, Woodard TD, Sindwani R. Comprehensive postoperative management after endoscopic skull base surgery. Otolaryngol Clin North Am. 2016; 49(1):253–263.

[2] Reuter G, Bouchain O, Demanez L, Scholtes F, Martin D. Skull base reconstruction with pedicled nasoseptal flap: technique, indications, and limitations. J Craniomaxillofac Surg. 2019; 47(1):29–32.

[3] Tabaee A, Anand VK, Brown SM, Lin JW, Schwartz TH. Algorithm for reconstruction after endoscopic pituitary and skull base surgery. Laryngoscope. 2007; 117(7):1133–1137.

[4] Pinheiro-Neto CD, Prevedello DM, Carrau RL, et al. Improving the design of the pedicled nasoseptal flap for skull base reconstruction: a radioanatomic study. Laryngoscope. 2007; 117(9):1560–1569.

[5] Pinheiro-Neto CD, Ramos HF, Peris-Celda M, et al. Study of the nasoseptal flap for endoscopic anterior cranial base reconstruction. Laryngoscope. 2011; 121(12):2514–2520.

第二部分

鼻中隔黏膜瓣及其变体

II

第 3 章 标准鼻中隔黏膜瓣

Carlos D. Pinheiro-Neto, Luciano C. P. C. Leonel, Natalia C. Rezende, Maria Peris-Celda

3.1 解剖

- 鼻中隔由鼻中隔软骨（又称四方软骨）、筛骨垂直板、犁骨和上颌骨嵴组成。
- 鼻中隔软骨在前，犁骨在后，分别与上颌骨嵴相连，而上颌骨嵴由在前的上颌骨，以及在后的腭骨构成（图 3.1）。
- 鼻中隔软骨被黏膜软骨膜覆盖。筛骨垂直板、犁骨和上颌嵴被黏膜骨膜覆盖。黏膜软骨膜比黏膜骨膜厚。
- 鼻中隔黏膜由蝶腭动脉（SPA）的分支、筛前动脉和筛后动脉以及面动脉供血。
- 鼻中隔黏膜瓣（NSF）是以鼻中隔后动脉为蒂，而鼻中隔后动脉是 SPA 的终末支。
- 鼻中隔后动脉自 SPA 孔上行，在蝶窦口与后鼻孔之间穿过蝶窦前壁到达鼻中隔。
- 鼻中隔后动脉分 3 支血管为鼻中隔供血。
- 上支供应鼻中隔的前上区。在该区域，上支与面动脉的分支和筛前动脉的侧支吻合。
- 两下支供应鼻中隔的下区。
- 下支进入切牙管到达硬腭，与腭大动脉的分支吻合。
- 鼻中隔的后上区由筛后动脉及其分支供血。
- 40% 的病例在 SPA 孔水平有 2 个后间隔动脉的分支，而 70% 的病例有 2 个分支在蝶窦开口下方穿过蝶窦前壁。
- 蝶骨口与第一个穿过蝶骨口下方的分支之间的平均距离为 9.3mm（5~15mm）。这一点结合在蝶骨口下方 2 个交叉分支的存在解释了在蝶骨切开之前，制备鼻中隔带蒂黏膜瓣的潜在可用性。

3.2 概论

- NSF 是主要黏膜瓣，也是内镜下带蒂颅底重建的首选。
- 它能转移鼻窦黏膜（纤毛假复层柱状上皮），以覆盖缺损的鼻表面。

- 黏膜瓣的软骨膜 / 骨膜面朝向缺损处。
- 黏膜瓣的主轴是一条从蒂到黏膜瓣前缘并平行于鼻腔底部的假想线。这个概念对于帮助理解黏膜瓣置入过程的旋转和定向很重要。
- 根据功能解剖特点，NSF 可分为 3 个不同的区域：黏膜软骨膜、黏膜骨膜和血管蒂。
  ◦ 覆盖鼻中隔软骨的黏膜软骨膜是最厚的部分，也是用于重建最可靠的部分（即黏膜瓣重建区）（图 3.2a）。
  ◦ 黏膜骨膜覆盖部分筛骨垂直板，通常作为连接血管蒂至重建区的"桥梁"（即黏膜瓣桥接区）。
  ◦ 血管蒂是黏膜瓣与 SPA 孔关系密切的狭短区域，是黏膜瓣旋转的主要支点。
- NSF 的这些解剖功能分区可用于大多数重建病例，应用在黏膜瓣置入期间。建议放置黏膜瓣前部覆盖缺损。但在有的情况下（如颅底大面积缺损）可成功利用黏膜骨膜覆盖缺损并充当重建区。在这种情况下，向翼腭窝扩大剥离血管蒂区，使桥接区可以有效地作为重建区可利于黏膜瓣到达缺损区（第 6 章）。
- 黏膜瓣可从鼻中隔任意一侧获取。
- 决定黏膜瓣应该从哪一侧获取应该考虑以下几个方面：
  ◦ 存在鼻中隔偏曲：骨刺会增加制备黏膜瓣期间鼻中隔黏膜撕裂的风险，从而增加术后脑脊液（CSF）通过撕裂处泄漏的概率。
  ◦ 更倾向于使用较少仪器的一侧，特别是高速钻头使用较少的一侧。
  ◦ 可在肿瘤或缺损的对侧采集黏膜瓣。例如，如果脑膜膨出累及蝶窦右下外侧隐窝，则首选左侧 NSF。这允许黏膜瓣更自然地旋转，将鼻中隔黏膜较厚的重建区域朝向右下外侧隐窝。
  ◦ 更宽敞的一侧有利于采集黏膜瓣。如果仍然需要在狭窄的一侧进行收获，请考虑下鼻甲成形术和下鼻甲外折，切除中鼻甲和 / 或前后筛窦，以便

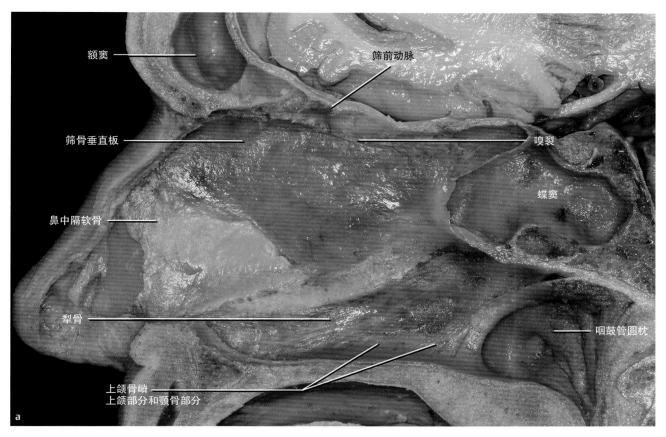

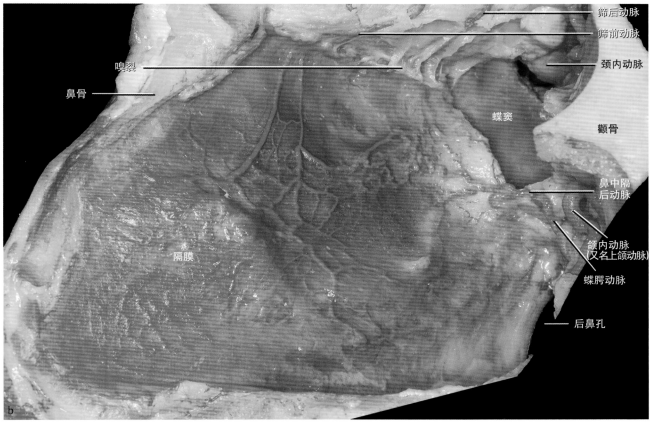

图 3.1 正中矢状位解剖尸头以显示鼻中隔成分。a. 鼻中隔组成，黏膜已被切除。b. 鼻中隔的血供

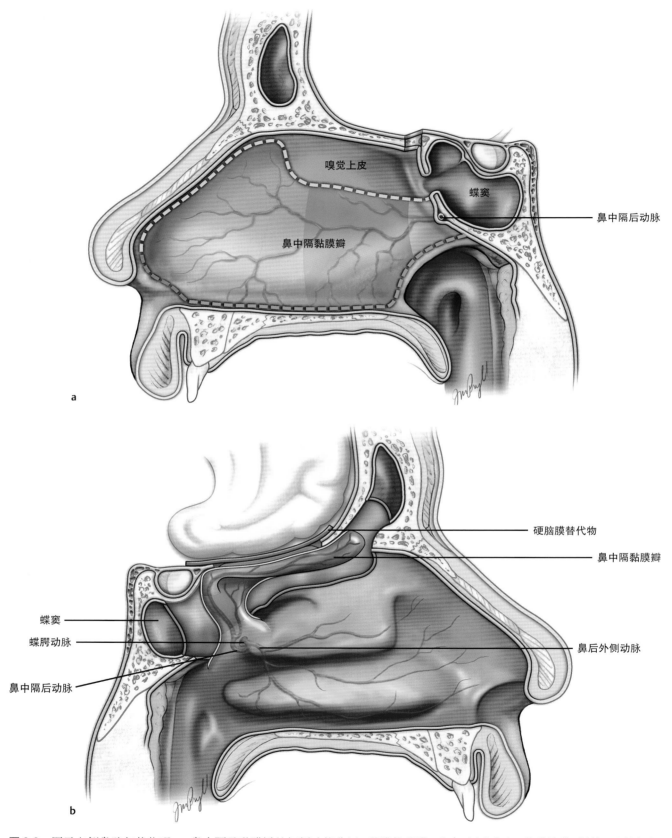

嗅觉上皮

蝶窦

鼻中隔黏膜瓣

鼻中隔后动脉

a

硬脑膜替代物

鼻中隔黏膜瓣

蝶窦

蝶腭动脉

鼻中隔后动脉

鼻后外侧动脉

b

图 3.2　图示左侧鼻腔矢状位观。a. 鼻中隔及黏膜瓣的解剖功能分区：黏膜软骨膜 / 重建区（蓝色），黏膜骨膜 / 桥接区（绿色），血管蒂（黄色）。图示获取鼻中隔黏膜瓣的 3 个切口：下切口（绿色虚线）、前切口（蓝色虚线）、上切口（黄色虚线）。b. 置入 NSF 以覆盖前颅底。先放置硬脑膜替代物，再覆以 NSF。沿着眶壁放置血管蒂

收获更多空间。
- 行鼻前窦或鼻中隔手术患者在术中可通过多普勒超声评估血管蒂的可用性。
- 术中可静脉注射吲哚菁绿（ICG）评估黏膜瓣血管的完整性。

3.3　适应证

- 宽阔的旋转弓使 NSF 能够到达腹侧颅底的所有缺损区域：前颅窝、中颅窝或后颅窝。
- 该黏膜瓣适用于多种颅底缺损的重建，包括经筛、经蝶鞍、鞍上，经斜坡、颅脊交界，经眶、颞下、中颅窝入路等。
- 如果术中冷冻病理证实鼻中隔边缘为阴性，黏膜瓣可用于鼻窦恶性肿瘤术后的颅底重建。重要的是，黏膜边缘光滑，长条形，且取向单一。
- 在儿童患者中，制备 NSF 对其面部生长发育没有明显影响。常规大小的鼻内器械和内镜可用于 2 岁儿童。
- 黏膜瓣可重复使用于翻修手术。值得注意的是，使用前需对黏膜瓣进行全面检查以排除疾病复发。
- 再次手术时需要从颅底抬起黏膜瓣仔细分离。重要的神经血管结构可能在手术过程中已经暴露，黏膜瓣也可能全部愈合。内镜下用显微剪进行细致的锐性分离，可安全地解除黏膜瓣在一些区域的粘连，如颈内动脉和视神经。

3.4　局限性

- 大型前颅底缺损的前缘修复是一个令人担忧的问题，需要对标准 NSF 进行改良，以实现充分的覆盖。
- 朝向枕大孔和颅底交界处的巨大下斜坡缺损通常需要改良 NSF，并使用脂肪垫填充斜坡的深部空间。
- 应避免使用双侧 NSF，以防止鼻中隔软骨血供断流和可能出现的鼻畸形，如塌鼻。
- 隔膜穿孔并非使用 NSF 的绝对禁忌证，但是它会影响黏膜瓣的大小。在这种情况下，黏膜瓣设计时排除穿孔。
- 既往鼻中隔成形术史并非获取 NSF 的禁忌证；然而，这将使 NSF 制备更具挑战性，并将增加黏膜撕裂的风险。内镜下显微剪锐性分离可用于解离两侧鼻中隔黏膜下表面之间的粘连。

- 沿颅底的瘢痕收缩和位置记忆可以限制再次手术时黏膜瓣的再利用，特别是在修复过程中颅底缺损扩大时。在这种情况下，可使用自体或人工合成的移植物，也可以使用不同的黏膜瓣。
- 对于鞍区和鞍上缺损，这种相对较小尺寸的缺损通常不会影响重复使用黏膜瓣的重建。在这种情况下，黏膜瓣在蝶窦内形成"C"形有助于其复位。
- NSF 是一种非常有效的从鼻部分离和封闭颅腔的选择。然而，它并不提供骨缺损的刚性重建。如果在某些情况下需要进行刚性或半刚性重建，可以使用复合黏膜瓣。

3.5　手术技巧
3.5.1　黏膜瓣制备

- 局部应用羟甲唑啉后，用 0.5% 的利多卡因与 1 : 200 000 肾上腺素进行黏膜下浸润，可实现黏膜血管收缩。
- 使用 0° 内镜进行可视化。
- 下鼻甲和中鼻甲向外扩展，以改善空间，暴露蝶筛隐窝。
- 确定蝶骨开口与后鼻孔上缘之间的血管蒂。
- 使用针式延长单击电灼装置（Bovie Medical Cor-poration），以小功率（10W）切开 3 个黏膜切口（下、前、上）（图 3.2a）。
- 下切口从后鼻孔上缘开始，沿犁骨后缘向鼻底内侧延伸。它沿鼻中隔与鼻腔底部之间的过渡向前方鼻中隔尾部延续。
- 切牙孔动脉位于鼻底与鼻中隔之间的过渡处，距前鼻棘约 1cm。黏膜瓣的下切口应高于该孔，以免损伤切牙孔动脉和支配中切牙的神经。
- 前切口位于黏膜皮肤交界处的鼻中隔尾端。
- 上切口从蝶骨开口处开始，前方并平行于鼻腔底部，距鼻顶（嗅沟）约 1cm。当切口达到中鼻甲前附着水平时，转向鼻背上方，以涵盖鼻中隔黏膜最前上方区域。切口前行于鼻背黏膜旁至鼻中隔尾缘，与前切口相连（图 3.3）。
- NSF 由前向后，从软骨膜下平面至骨膜下平面，直至蝶骨平台被广泛暴露。
- 黏膜瓣完全翻开后，置于鼻咽部以便进行后期重建。
- 如果鼻咽部处于入路中（如经斜坡入路），可行扩

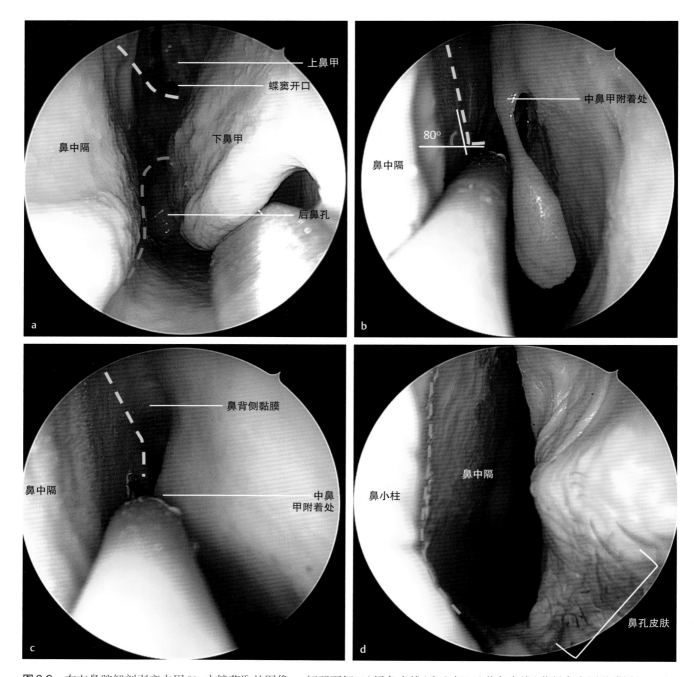

图 3.3　在左鼻腔解剖剥离中用 0° 内镜获取的图像。a. 切开下切口（绿色虚线）和上切口（黄色虚线）获得鼻中隔黏膜瓣（NSF）。b. 上切口在中鼻甲（MT）附着水平以约 80° 的角度向鼻背黏膜上方翻转。此步骤允许切口包绕鼻背旁的鼻中隔黏膜。c. 上切口前方靠近鼻背黏膜向鼻中隔尾侧边界行进。d. 前切口位于鼻中隔尾侧（蓝色虚线）

大的上颌窦造口术，术后将黏膜瓣置于上颌窦。为了防止黏膜瓣缺血压迫，必须进行上颌窦开口的扩大。

- 下斜坡与颅椎结合部入路的另一种选择是在扩大蝶窦切开术后将黏膜瓣置于蝶窦内。

3.5.2　重建

- 重建前，应清除颅底缺损周围黏膜，暴露黏膜下的颅骨。这包括黏膜瓣蒂部将要覆盖区域的黏膜。
- 推荐双层修复：硬脑膜下（内层）置入人工合成硬脑膜替代物和硬脑膜外（外层）置入 NSF（图 3.2b）。
- 自体阔筋膜移植可用于内层的重建，尤其适用于术中鞍上池开放后高流量 CSF 漏。对于这些情况，应首选内外双层"纽扣"式阔筋膜用于重建（第 18 章）。
- 内层重建后，旋转 NSF 覆盖颅底缺损。
- 操作过程应非常小心，以免损伤血管蒂或撕裂黏膜瓣。
- 黏膜瓣的非黏膜表面应仅与内层移植物、周围的硬脑膜和骨质相贴附。在黏膜瓣和缺损之间不应插入密封剂或止血材料。黏膜瓣的非黏膜表面应始终与眶壁或蝶骨壁等结构接触。切勿将其暴露在空气中，以防止继发性愈合引起的挛缩。
- 如果黏膜被置于黏膜瓣下方，可发生黏液囊肿。
- 应特别注意蝶窦外侧隐窝。对于气化良好的隐窝，建议在黏膜瓣放置过程中避免切除隐窝黏膜，保持与鼻腔的沟通。
- 对于蝶骨外侧隐窝较浅的病例，最好清除其黏膜，并确保沿隐窝放置的黏膜瓣与骨质接触充分。
- 当黏膜瓣过长时，可通过折叠黏膜骨膜区以实现黏膜瓣的重建区向缺损处的放置达到最佳。避免骨膜下表面暴露于空气中，对于防止因二次愈合而导致的收缩至关重要。
- 黏膜瓣的方向是重建成功的关键。对于鞍区 / 蝶骨平台缺损，关键区域通常是缺损的下缘，其由于重力作用而承受较高的 CSF 压力。沿蝶窦底和斜坡隐窝放置黏膜瓣（黏膜骨膜）桥接区，可使黏膜瓣重建区（黏膜性软骨膜）自然放置于鞍区 / 蝶骨平台。这种黏膜瓣嵌合的方法也可使缺损下方

形成对抗 CSF 压力的强大屏障（图 3.4a）。

- 当斜坡隐窝较深时，黏膜瓣可能不够长，不能完全覆盖鞍区 / 蝶骨平台的缺损。可以用脂肪来填充斜坡或黏膜瓣可以沿蝶骨外侧壁放置，使其重建区覆盖鞍区 / 蝶骨平台（图 3.4b）。
- 如果黏膜瓣沿蝶骨外侧壁放置，要确保蝶骨下外侧隐窝不被黏膜瓣堵塞或全部隐窝黏膜被清除。这种黏膜瓣镶嵌的方法由于在沿蝶骨底板和斜坡隐窝放置时缺乏黏膜瓣提供的屏障，可能有较高的 CSF 沿缺损下缘漏出的风险。
- 对于经筛板的缺损，如果黏膜瓣沿着斜坡隐窝的轮廓放置，通常不会覆盖完全缺损。在这种情况下，黏膜瓣的黏膜骨膜部分应沿眶内壁放置，同时需要对黏膜瓣进行改良以满足重建需求（图 3.5）。
- 应高度重视黏膜瓣的放置，这是大多数错误发生的环节，会导致术后 CSF 漏。
- 如果缺损超过预期，可获得第二个鼻黏膜瓣。建议不要采用对侧鼻中隔黏膜瓣，以减少鼻中隔缺损畸形的发生。也可使用自体或人工合成的移植物。
- 黏膜瓣放置后，需要行鼻内支撑以抵消颅内压力。
- 在黏膜瓣周边放置 1in×1in（1in=2.54cm）氧化纤维素，以提高贴壁性，防止黏膜瓣迁移。
- 少量的可吸收明胶海绵可放置在黏膜瓣的某些凹陷区域上，使表面齐平。这能让填塞材料与黏膜瓣之间没有无效腔，从而让填塞材料给予黏膜瓣均匀的压力。
- 可使用可吸收明胶海绵的常见部位是斜坡隐窝的黏膜瓣上方。
- 然后少量使用硬脑膜密封剂覆盖整个重建区。
- 最后，可吸收填塞物用于各种颅底缺损。它为颅底重建提供了极好的支撑，且无须取出。
- 对于鞍内和鞍上入路，填塞物仅用于蝶窦和蝶筛隐窝，留出下鼻道。
- 对于较大的斜坡缺损或广泛的前颅底切除，鼻腔需要完全填充以支持重建。不可吸收填料通常是放置在可吸收填塞物之后以加强支撑。
- 鼻腔双侧放置硅质隔夹板，并用 2：0 聚丙烯线固定在鼻腔前。夹板有助于防止粘连，并在 1 周内移除。

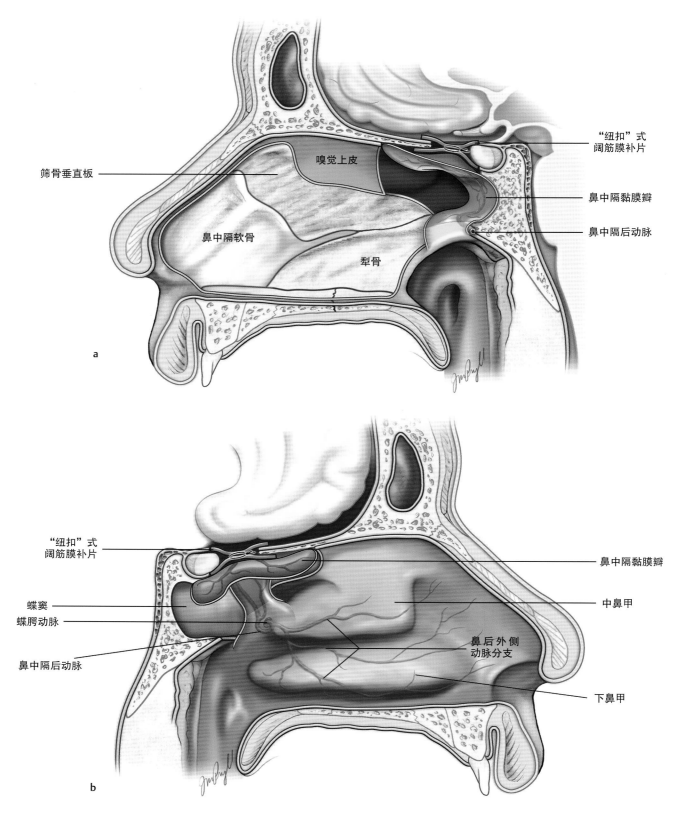

图 3.4　左鼻腔矢状位视图，根据蝶窦的气化程度，用鼻中隔黏膜瓣（NSF）重建蝶骨平台缺损。a. 气化良好的鞍前型蝶窦通常可将 NSF 在到达缺损之前沿蝶窦底、斜坡和蝶鞍前壁放置。这会沿缺损的下边缘形成可靠的闭合，后者可能更容易受到重力引起的脑脊液压力的影响。b. 蝶窦气化良好的鞍区重建通常是沿着蝶骨的眶壁 / 侧壁放置 NSF。在这种情况下，较深的斜坡隐窝可能会阻碍 NSF 对缺损的充分覆盖，因为黏膜瓣在到达蝶骨平台之前会与蝶窦底、斜坡隐窝、鞍底和蝶鞍前壁接触

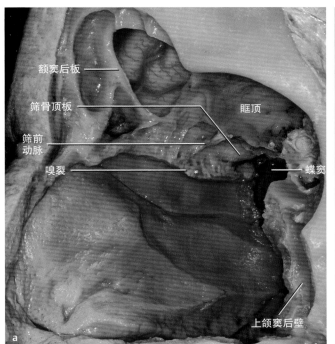

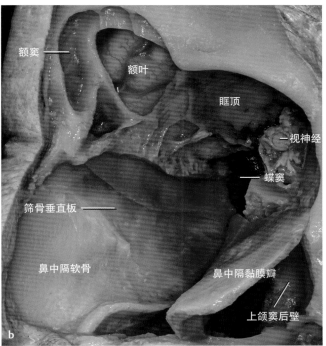

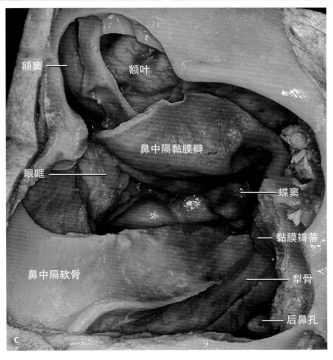

图 3.5　切除左半面并暴露鼻中隔后的解剖结构。a. 切开后的鼻中隔黏膜瓣（NSF）。b.NSF 在软骨膜下和骨膜下平面抬起。c. 沿前颅底置入的黏膜瓣。注意观察血管蒂沿眼眶放置，以使黏膜瓣更好地前伸。解剖显示了额窦后壁的缺陷。黏膜瓣的改良，特别是向翼腭窝的扩展解剖，对于增加黏膜瓣活动度以及覆盖这种前颅底缺损是必要的

3.6　术后管理

- 暴露的鼻中隔软骨在手术后期易发生结痂，需要多次到诊所进行鼻部清创。
- 第一周，建议使用盐水喷雾剂，不要使用羟甲唑啉喷雾剂。
- 术后第一周不建议用大量生理盐水冲洗。
- 术后第一次就诊时，除了移除鼻夹板外，还将进行有限的清创，以清洁鼻道，改善鼻腔呼吸。
- 术后第一次就诊时不进行黏膜瓣附近的清创。
- 指导患者每天1次的大量生理盐水冲洗（1周以后）。
- 对于非常大的颅底缺损，在术后第二周或第三周开始大量生理盐水冲洗。在那之前使用盐水喷雾剂。
- 术后第二次访视是在第一次访视的 1 个月后。在黏膜瓣的可视化情况下进行广泛的清创。
- 患者每 3 个月返回诊所进行进一步清创，直至隔膜完全愈合。
- 暴露的软骨完全黏膜化可能需要几个月的时间，即使完全黏膜化，脆皮仍可能沿隔膜堆积。这是新的隔膜黏膜的纤毛清除能力受损所致，可能是永久性的。
- 通过放置游离的黏膜移植物或黏膜瓣以覆盖暴露的软骨，可以加速隔膜供应区的愈合过程。在移植物或黏膜瓣完全愈合到鼻中隔软骨之前，应避免在鼻中隔进行清创。该区域的早期清创可导致移植物或黏膜瓣撕脱。
- 评估鼻窦的通畅性，并确保在鼻内镜随访中没有脑脊液漏的证据十分重要。脑搏动向黏膜瓣的传递通常很明显，并且没有临床反应（图 3.6）。

3.7　并发症管理

- 有鼻中隔成形术或经鼻中隔蝶骨手术史的患者在剥离过程中黏膜瓣撕裂的风险更大。
- 如果黏膜瓣在制备过程中发生撕裂，应尽量使黏膜瓣撕裂的部位与颅底缺损错位。
- 如果黏膜瓣上的撕裂较大且对侧 NSF 可用，则考虑取对侧黏膜瓣。带有撕裂伤的黏膜瓣归位并在前面缝合。
- 如果对侧 NSF 不可用，则考虑另取一个黏膜瓣：侧鼻腔壁黏膜瓣、颅骨膜瓣、颞顶筋膜瓣等。
- 应避免靠近血管蒂的过度电灼。
- 重建失败的一个常见原因是黏膜瓣短 / 小。
- 为获取最大黏膜瓣，可以将鼻骨下方以及上侧鼻软骨下的黏膜一并获取。鼻底以及下鼻道的黏膜可囊括在内。
- 为了避免张力和延长黏膜瓣的伸展范围，可以小心地将血管蒂在翼腭窝及颞下窝内向上颌动脉侧方放置。
- 术后几个月可能出现鞍鼻。在某些情况下，畸形严重到足以造成鼻塞，需要行鼻中隔成形术。用显微剪代替电灼沿鼻背黏膜上方切开 NSF，可降低上外侧软骨旁的烧灼，减少瘢痕和鞍鼻形成的风险。
- 可能发生鼻中隔软骨坏死和鼻中隔穿孔，尤其是在获取双侧鼻中隔黏膜瓣后。
- 可能会发生嗅觉丧失或嗅觉减退。保留上鼻甲和中鼻甲以及 1cm 的鼻中隔嗅黏膜对于嗅觉的保护很重要。
- 一定程度的脑下垂，特别是在大的前颅底缺损中，通常是没有临床反应的。如果大脑下垂是一个可预见的问题，可以使用复合黏膜瓣以实现更严格的重建。

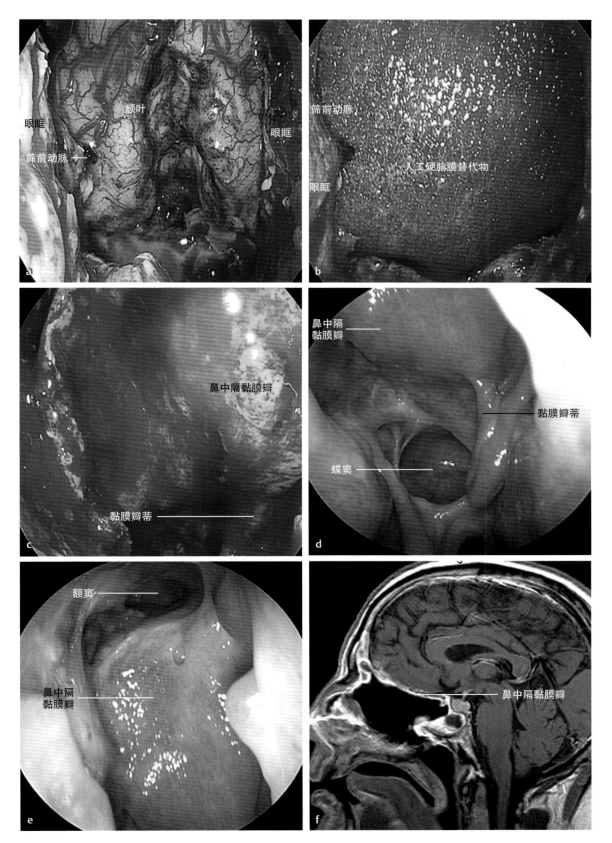

图 3.6　1 例内镜下经鼻前颅底切除术治疗嗅神经母细胞瘤的临床案例。a~c. 用 0° 内镜获取的术中图像。a. 肿瘤切除后前颅底缺损。b. 内层置入人工合成硬脑膜移植物。c. 冷冻病理证实黏膜瓣上缘肿瘤阴性后置入鼻中隔黏膜瓣（NSF）。d、e. 手术后 12 个月使用柔性内镜进行鼻内镜手术。d. 观察血管蒂沿左侧眶壁的放置。e. 额窦引流通畅。f. 矢状位 T1 增强 MRI 显示，术后 12 个月黏膜瓣信号强化

参考文献

[1] Hadad G, Bassagasteguy L, Carrau RL, et al. A novel reconstructive technique after endoscopic expanded endonasal approaches: vascular pedicle nasoseptal flap. Laryngoscope. 2006; 116（10）:1882–1886.

[2] Babin E, Moreau S, de Rugy MG, Delmas P, Valdazo A, Bequignon A. Anatomic variations of the arteries of the nasal fossa. Otolaryngol Head Neck Surg. 2003; 128（2）:236–239.

[3] Pinheiro-Neto CD, Ramos HF, Peris-Celda M, et al. Study of the nasoseptal flap for endoscopic anterior cranial base reconstruction. Laryngoscope. 2011; 121（12）:2514–2520.

[4] Pinheiro-Neto CD, Carrau RL, Prevedello DM, et al. Use of acoustic Doppler sonography to ascertain the feasibility of the pedicled nasoseptal flap after prior bilateral sphenoidotomy. Laryngoscope. 2010; 120（9）:1798–1801.

[5] Kerr EE, Jamshidi A, Carrau RL, et al. Indocyanine green fluorescence to evaluate nasoseptal flap viability in endoscopic endonasal cranial base surgery. J Neurol Surg B Skull Base. 2017; 78（5）:408–412.

[6] Shah RN, Surowitz JB, Patel MR, et al. Endoscopic pedicled nasoseptal flap reconstruction for pediatric skull base defects. Laryngoscope. 2009; 119（6）:1067–1075.

[7] Pinheiro-Neto CD, Prevedello DM, Carrau RL, et al. Improving the design of the pedicled nasoseptal flap for skull base reconstruction: a radioanatomic study. Laryngoscope. 2007; 117（9）:1560–1569.

[8] Peris-Celda M, Pinheiro-Neto CD, Funaki T, et al. The extended nasoseptal flap for skull base reconstruction of the clival region: an anatomical and radiological study. J Neurol Surg B Skull Base. 2013; 74（6）:369–385.

[9] Luginbuhl AJ, Campbell PG, Evans J, Rosen M. Endoscopic repair of high-flow cranial base defects using a bilayer button. Laryngoscope. 2010; 120（5）:876–880.

第 4 章　补救鼻中隔黏膜瓣

Carlos D. Pinheiro-Neto, Luciano C. P. C. Leonel, Maria Peris-Celda

4.1　概论

- 补救鼻中隔黏膜瓣技术不是制备黏膜瓣；它是一种使用经鼻内镜入路期间保留血管蒂（鼻中隔后动脉）的技术，以便在手术后期（如果需要）获取鼻中隔黏膜瓣。
- 主要目标是在内镜颅底手术中沿蝶窦前壁维持完整的鼻中隔（鼻中隔后动脉）血管供应。蝶窦开口和鼻中隔动脉之间的平均距离为 9.3mm（图 4.1）。
- 该技术涉及去除蝶骨平台，以及保留血管蒂的蝶窦底磨除。
- 根据所需暴露程度，可以在单侧或双侧进行血管蒂的保留。如果可能，应始终尝试保留双侧血管蒂。
- 补救黏膜瓣切口还应保留鼻中隔的嗅觉上皮。

4.2　适应证

- 在预计不需要血管重建的情况下。
- 尽可能在两侧进行。血管蒂的保存作为备用或者未来手术规划都非常重要。
- 在分期手术中，当第一阶段不包括硬脑膜剥离时，可以保留血管蒂，在第二阶段收获黏膜瓣。

4.3　局限性

- 穿过蝶骨前壁的血管蒂限制了向下延伸至斜坡隐窝的范围，并在横向限制了经翼突入路。
- 由于黏膜瓣没有提前分离，因此在手术过程中应特别注意避免鼻中隔黏膜的撕裂或血管蒂的损伤。

4.4　手术技巧

- 中、上鼻甲分向侧方，识别蝶窦开口。在超过 80% 的病例中，蝶窦开口位于上鼻甲内侧。
- 切口从蝶窦开口的下方开始，向前并平行于鼻腔底部上约 1cm（图 4.2a）。

- 鼻中隔黏膜从前向后沿下方轻轻抬起，露出蝶嘴（图 4.2b）。
- 小心地将血管蒂向下牵拉，向鼻咽顶部分离。
- 可以将 Frazier 吸引器头深入朝向鼻咽顶部的这个"黏膜袋"中，该袋在黏膜和骨骼之间形成。吸头可使血管蒂回缩，从而增加骨质的暴露，并在磨除骨质期间保护血管蒂（图 4.3）。
- 广泛暴露蝶骨平台后，可以在保留血管蒂的情况下进行骨质磨除。
- 如果需要磨除蝶窦底，可沿后鼻孔弓上缘再做一个下切口。这样可以更好地移动血管蒂。Frazier 吸引器头可用于在钻磨期间回缩和保护血管蒂。
- 向翼腭窝扩大血管蒂剥离范围，去除蝶腭孔的骨边界，也可改善补救黏膜瓣蒂的下移活动度。
- 如果术中需要鼻中隔黏膜瓣，则补救黏膜瓣切口向前延长，作为标准鼻中隔黏膜瓣的上切口。其余黏膜瓣切口同标准切口。

4.5　术后管理

- 若不制备鼻中隔黏膜瓣，则术后结痂较少。
- 术后 1 周、1 个月和 4 个月进行鼻腔清创。
- 使用生理盐水冲洗鼻腔直至鼻黏膜完全愈合。

4.6　并发症

- 血管蒂横穿蝶窦前壁会增加术中器械使用时造成血管蒂损伤的风险。应特别小心，尤其是在没有直接内镜观察鼻孔的情况下。
- 将钻头放在血管蒂上时要小心，因为有热损伤的风险。
- 血管蒂过度回缩会导致血液供应或静脉引流受损。
- 血管蒂的回缩可导致蝶腭孔附近的撕裂或沿着鼻中隔黏膜的撕裂，导致黏膜瓣损伤。

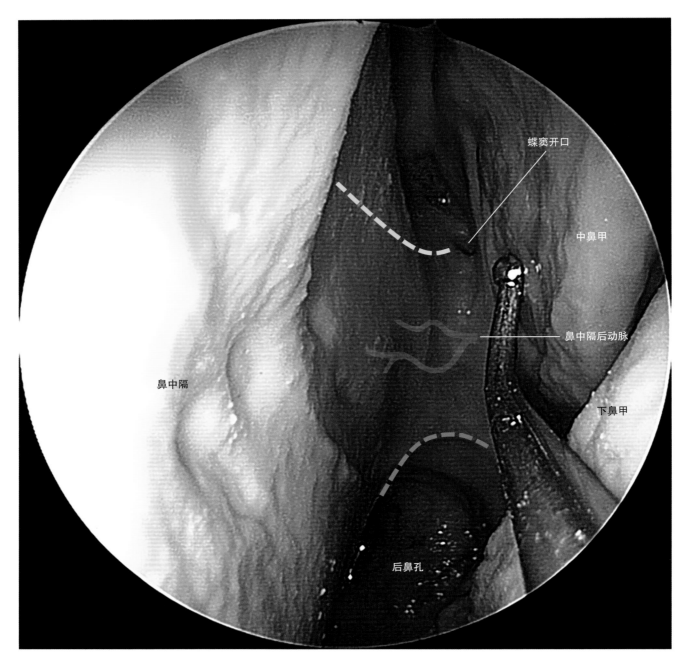

图 4.1 0° 内镜观察左鼻腔的解剖图。鼻中隔后动脉（PSA）在蝶窦开口下方约 9mm 处穿过蝶窦前壁。通常在该水平存在 2 个动脉分支。黄色虚线代表补救黏膜瓣切口。绿色虚线表示附加切口，如果需要磨开蝶窦底，该切口可以沿着后鼻孔的上缘进行

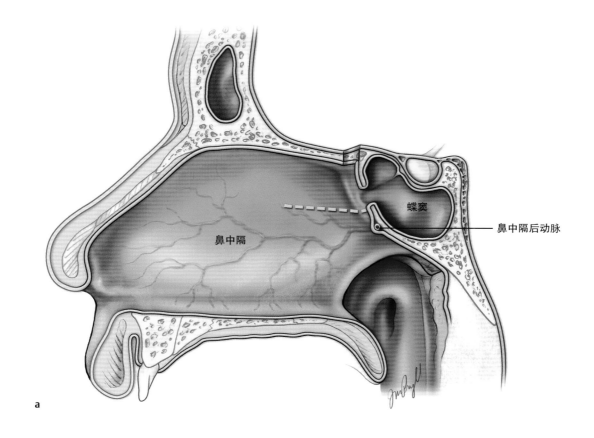

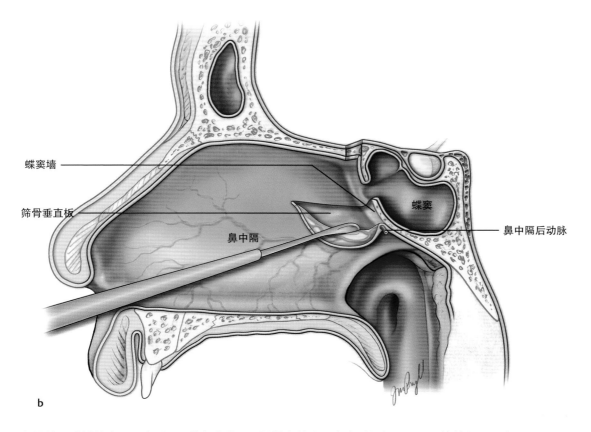

图 4.2　左侧补救黏膜瓣技术的示意图。a. 黄色虚线显示沿蝶窦前壁和鼻中隔的切口。b. 血管蒂的下回缩

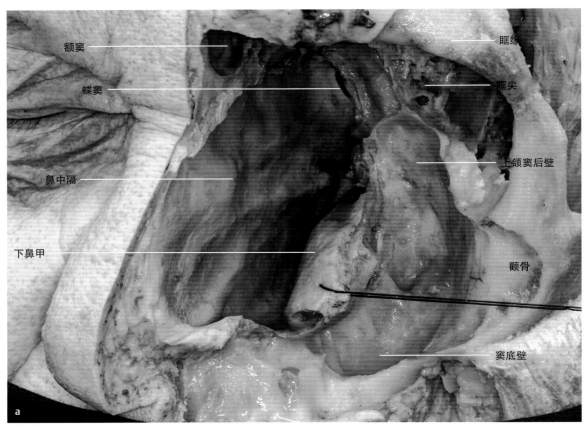

额窦
蝶窦
鼻中隔
下鼻甲

眶缘
眶尖
上颌窦后壁
颧骨
窦底壁

a

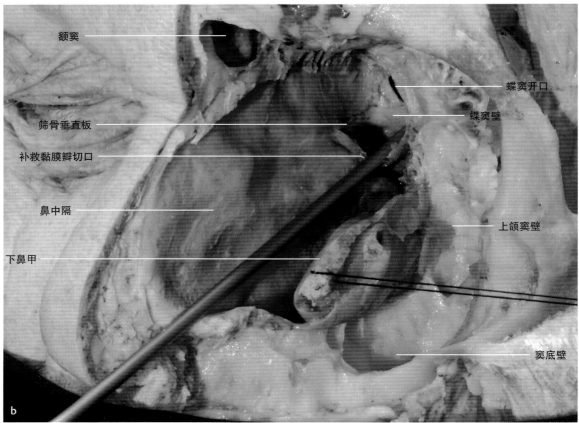

额窦
筛骨垂直板
补救黏膜瓣切口
鼻中隔
下鼻甲

蝶窦开口
蝶窦壁
上颌窦壁
窦底壁

b

图4.3 解剖显示"黏膜袋"朝向鼻咽顶部形成，并通过 Frazier 吸引器头向下牵拉。这可拉开空间以钻磨蝶窦前壁并保护血管蒂

参考文献

[1] Rivera-Serrano CM, Snyderman CH, Gardner P, et al. Nasoseptal "rescue" flap:a novel modification of the nasoseptal flap technique for pituitary surgery. Laryngoscope. 2011; 121(5):990–993.

[2] Pinheiro-Neto CD, Ramos HF, Peris-Celda M, et al. Study of the nasoseptal flap for endoscopic anterior cranial base reconstruction. Laryngoscope. 2011; 121(12):2514–2520.

[3] Filho BC, Pinheiro-Neto CD, Weber R, Voegels RL. Sphenoid sinus symmetry and differences between sexes. Rhinology. 2008; 46(3):195–199.

第5章　扩大鼻中隔黏膜瓣

Carlos D. Pinheiro-Neto, Luciano C. P. C. Leonel, Maria Peris-Celda

5.1　概论

- 扩大鼻中隔黏膜瓣（ENSF）包含了鼻底部及下鼻道黏膜以增加标准鼻中隔黏膜瓣（NSF）的横截面。ENSF 不单纯是面积上更大的标准 NSF，两者形状上也有明显差异。增加的黏膜成分位置相对靠后（图 5.1a）。

- 标准黏膜瓣下方切口由下鼻道内更靠外侧的切口取代。

- 鼻泪管开口于下鼻道内的 Hasner 瓣。其开口位于下鼻道前方。

- 可根据需要修补的缺口形状及大小修改黏膜瓣增加范围的大小。当外侧切口沿下鼻甲与外侧壁附着处切开时，可获得最大面积的鼻中隔黏膜瓣。

- 黏膜瓣的主轴一条起自黏膜血管蒂至前方边界的假想连线，且与鼻底平行。此概念有助于理解黏膜瓣置入时其定向与旋转的关系。

- 对于存在鼻咽部与颅内沟通的下斜坡缺损，重建工作极具挑战。此处不仅面临高颅内压的冲击，扩大鼻中隔黏膜瓣的下缘与鼻咽部组织贴合处也缺乏有效支撑。因此，在行颅后窝病变的手术入路时，应尽量保留鼻咽顶壁以避免颅腔与鼻咽部直接沟通，并为重建保留必要的附着结构。在这种情况下，标准鼻中隔黏膜瓣即可有效修补缺损。

5.2　适应证

- 大型的颅后窝缺损合并鼻咽受累。这种情况下，不仅需要用到鼻底黏膜，下鼻道外侧壁黏膜也需要利用起来。沿着下鼻甲附着处做黏膜外侧切口。黏膜瓣以主轴平行于鞍底的方向放置，下鼻道取出的额外黏膜会自然向下放置覆盖颅颈交界处。通常在覆盖黏膜瓣之前，以自体脂肪组织填充封闭斜坡处的缺损。这可使黏膜瓣的接触点前移，使接触位置与固定更加优化。此外，自体脂肪填塞物可作为较厚的重建隔离层，降低脑膨出的风

险（图 5.1b）。

- 大型的颅前窝缺损，累及蝶鞍至额窦后壁间的颅底结构。旋转黏膜瓣并使其蒂沿同侧眶走行。黏膜瓣的主轴朝对角线方向沿前颅底铺设，鼻底的额外黏膜瓣贴向蝶鞍（图 5.1c）。

- 扩大鼻中隔黏膜瓣可以用于修补大型颞下窝及颅中窝缺损。

5.3　局限性

- 由于黏膜瓣形状及尺寸改变，导致定位及放置困难。

- 每一例黏膜瓣需要扩大的横截面尺寸并不统一。

- 增加的黏膜瓣位于黏膜软骨膜（标准黏膜瓣重建区域）的下方及外侧。

5.4　手术技巧（视频 5.1）

5.4.1　黏膜瓣获取

- 应用 0° 内镜。图 5.2 展示了 ENSF 的黏膜切口。与标准鼻中隔黏膜瓣切口相比，其上方与前方切口相同，仅下方切口有所差异。通常先做下方切口，然后前方，最后上方。该顺序也可调整。

- 先向外侧折断下鼻甲。

- 于后鼻孔上缘开始做下方切口，并沿犁骨后缘切向鼻腔底（与标准 NSF 方法相同）。

- 在鼻腔底部，切口沿软硬腭移行处向下鼻道外侧推进。

- 可在下鼻甲头部用内镜鼻窦剪做垂直切口，以增加其向上的活动度和对下鼻道的暴露。

- 某些情况下，在下鼻道内操作时，可利用鼻中隔在高位支撑下鼻。

- 大范围显露下鼻道后，黏膜瓣下方切口继续向外侧的下鼻道侧壁方向延伸。根据颅底缺损程度个性化制定额外黏膜切除范围。

- 黏膜瓣下方切口可一直向下鼻甲附着处延伸，再沿下鼻甲附着处向前切到下鼻甲头部。要特别注意 Hasner 瓣周围黏膜的处理（图 5.3）。

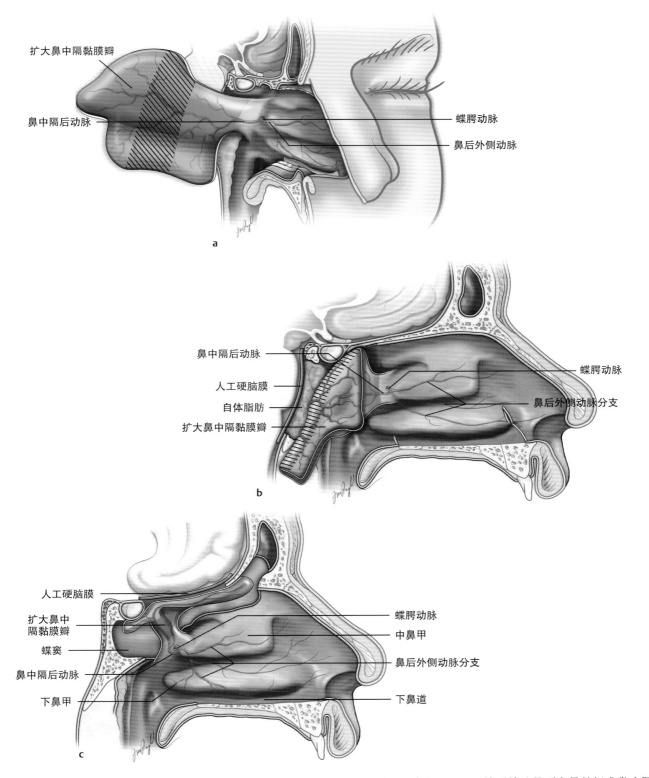

图 5.1　半头图示，扩大鼻中隔黏膜瓣（ENSF）的解剖功能分区。a. 需要注意的是 ENSF 并不单纯是更大号的标准鼻中隔黏膜瓣（NSF）。来自鼻底和下鼻道（IM）的额外黏膜（红色）并没有均匀地增加标准鼻中隔黏膜瓣的重建区域（蓝色）。额外增加的一半黏膜实际上与标准黏膜瓣的桥接区域（绿色）有关。黄色代表黏膜血管蒂区域。由于黏膜瓣不是均匀增大的，当扩大鼻中隔黏膜瓣用于覆盖较大的斜坡缺损时，其重建区域（阴影）与标准鼻中隔黏膜瓣的重建区域（蓝色）是不同的。b. 置入 ENSF 以覆盖大型斜坡缺损。注意观察重建的层次：嵌入式硬脑膜替代层、填充斜坡缺损的脂肪移植物和表面覆盖的 ENSF。注意阴影区域即为扩大鼻中隔黏膜瓣的重建区域。c. 置入扩大鼻中隔黏膜瓣以重建大型前颅底缺损。注意由鼻底/下鼻甲转向蝶骨平面的额外黏膜（红色）

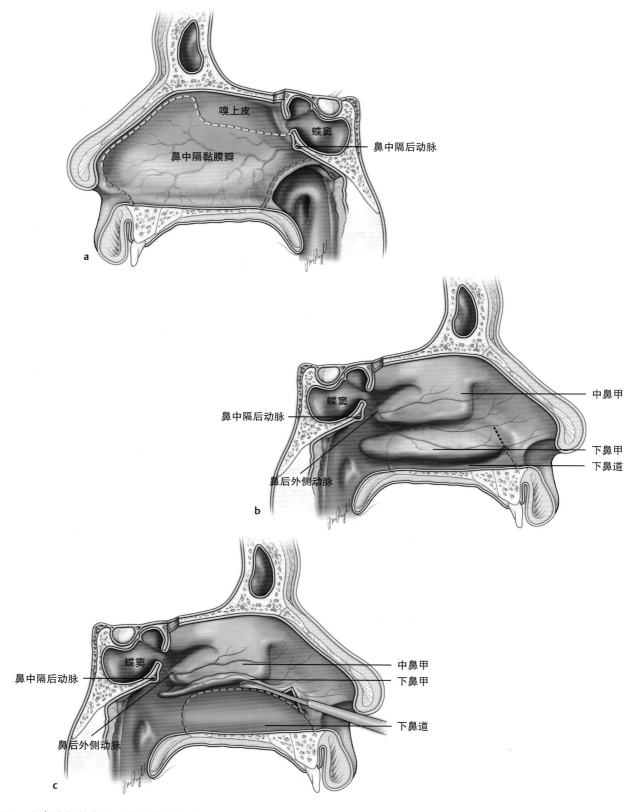

图 5.2　左鼻腔矢状位图，展示扩大鼻中隔黏膜瓣（ENSF）的切口。a. 上方切口（黄色虚线）、前方切口（蓝色虚线）和沿犁骨后缘的下方切口（绿色虚线）。注意观察下方切口没有像标准鼻中隔黏膜瓣（NSF）那样沿着鼻中隔和鼻底之间的移行处向前推进。b. 左鼻外侧壁。绿色虚线表示下方切口向下鼻道（IM）外侧延伸。黑色虚线显示在下鼻甲（IT）头部做的切口。这使下鼻甲能向上翻开并增加下鼻道的显露。c. 在向上移位下鼻甲后，沿着下鼻甲附着处在下鼻道内做下外侧切口。

- 黏膜瓣切口做到下鼻甲头部时，切口转向鼻中隔方向，沿梨状孔的下缘走行。
- 当黏膜瓣前、上方切口都完成后，分3步游离ENSF：
  （1）鼻中隔：
  ○ 复位下鼻甲。
  ○ 软骨膜下游离鼻中隔黏膜瓣。
  ○ 骨膜下游离筛骨垂直板和犁骨表面的黏膜。
  （2）鼻底和下鼻道：
  ○ 再次向上推动下鼻甲，显露下鼻道。
  ○ 骨膜下游离鼻底以及下鼻道外侧壁黏膜。
  ○ 从切口部位向鼻底方向操作更容易游离下鼻道外侧壁的黏膜。
  ○ 由于梨状孔的解剖变异，30°或45°内镜在某些情况下对游离前部的黏膜有奇效。
  （3）鼻底与鼻中隔移行处：
  ○ 在完成上述两个步骤后，黏膜瓣仅附着在鼻中隔和鼻底之间的移行区域。
  ○ 将黏膜从前向后轻轻游离，直到识别出切牙（鼻腭）孔及其中神经血管束。鼻中隔两侧各有一个切牙孔，大致位于前鼻棘后方的8~10mm处。此处有神经血管吻合（鼻腭神经与腭大神经；鼻中隔后动脉与腭降动脉）。
  ○ 可用球形探针向后方分离黏膜瓣直至鼻腭神经血管束。当沿鼻腭孔周围360°完全游离黏膜瓣后，用针式电极离断神经血管束，完全游离黏膜瓣。
- 图5.4a~e展示了ENSF获取的解剖过程，及如何放置并重建斜坡区的颅底缺损。

5.4.2　重建

- 在置入黏膜瓣之前，应按照标准NSF相关章节（第3章）描述的方法完成贴附部位的准备工作。
- 由于其独特形状，ENSF非常适合用来重建斜坡和颅颈交界处的缺损。
- 黏膜瓣的主轴应水平放置，下鼻道外侧延伸处获取到额外的黏膜会自然位于重建处的下方。图5.4f展示了使用ENSF做斜坡缺损重建的手术病例。
- 自体脂肪填塞物可在扩大鼻中隔黏膜瓣置入之前填充斜坡缺损。

- 颅后窝缺损重建后，建议留置3~5天腰大池引流。
- 对于累及蝶鞍到额窦后壁的大型前颅底缺损，通常用到的ENSF会包含鼻底黏膜，甚至可能还包含下鼻道外侧壁黏膜。黏膜的蒂沿眶壁垂直朝向颅底放置。然后将黏膜瓣的主要重建区域放置在前方，使黏膜瓣的主轴沿缺损对角线方向铺设。扩大黏膜瓣的额外黏膜即位于后方，以覆盖蝶骨平台、鞍结节和鞍区上部的颅底结构。
- 在处理大型前颅底脑膜瘤或其他伴有额叶占位效应的肿瘤时，肿瘤完全切除后，会在颅内留下较大的空腔。这种情况下，嵌入式的重建会极具挑战，鼻中隔黏膜瓣会因脑搏动而向颅内逐步移位。
- 为尽量减少这些问题，建议在放置颅内端嵌入式硬脑膜替代物（人工硬脑膜或阔筋膜补片）前，用可吸收明胶海绵和/或自体脂肪部分填充颅内空间，尤其要沿着缺损处的前缘。这将使颅内有作用力能支撑嵌入的硬脑膜替代层并减小活动间隙。还有助于预防黏膜瓣的颅内移位和随之而来的CSF漏。也要避免因回填过多脂肪，而产生展位效应。
  前颅底缺损修补后并不用常规放置腰大池引流。

5.5　术后管理

- 鼻底和下鼻道的黏膜再生较鼻中隔处的更快一些。

5.5.1　术后1周随访

- 移除鼻夹板并进行适当的鼻腔清创以清洁鼻道并改善鼻呼吸。
- 对于缺损较大的病例，指导患者在手术后2~3周开始鼻腔每天进行一次大容量生理盐水灌洗。
- 下鼻道内无须清创处理。
- 不要去除覆盖鼻腔底部的纤维蛋白胶。
- 不要去除黏膜瓣供给侧的鼻中隔结痂。

5.5.2　术后1个月随访

- 此时，鼻底大部分结构应该被新生黏膜和肉芽组织覆盖。
- 鼻中隔软骨大部分仍应暴露在外，建议仅去除鼻中隔的部分结痂。
- 在黏膜瓣和血管蒂周围仔细清创。

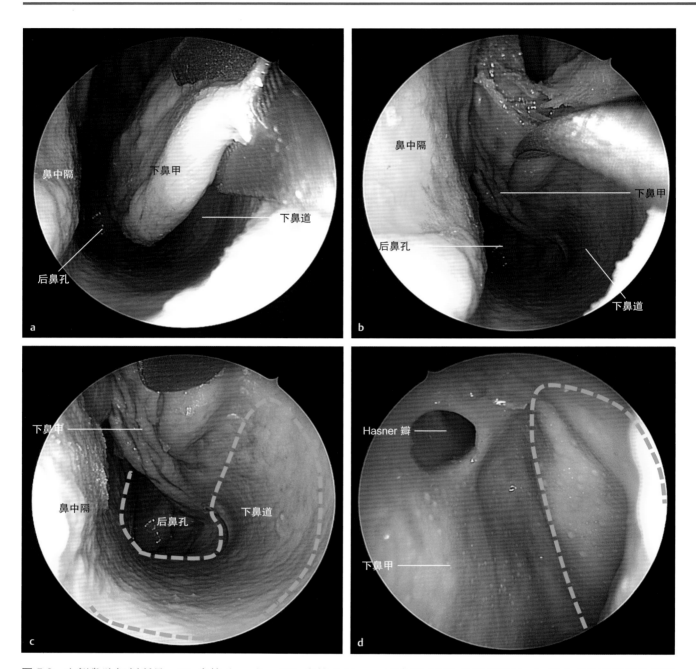

图 5.3　左侧鼻腔解剖所见，0°内镜（a~c），45°内镜（d）。a. 下鼻甲（IT）头部的切口。b. 向上移位下鼻甲并显露下鼻道（IM）。c. 绿色虚线表示沿鼻底和下鼻道的切口。d. 鼻泪管开口（Hasner 瓣）的特写图及其与黏膜瓣外侧切口的关系

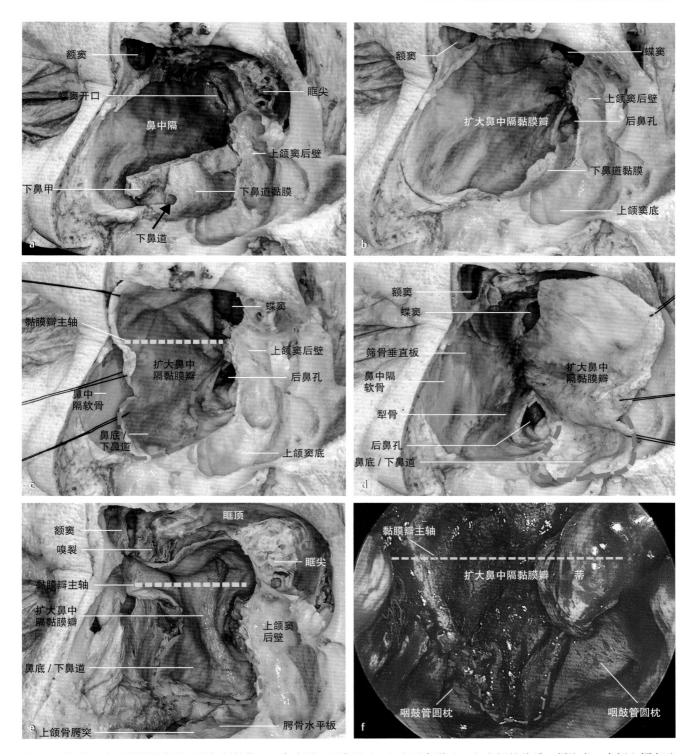

图 5.4 切除左半面并暴露鼻腔后的解剖结构。a. 鼻中隔、下鼻甲（IT）和下鼻道（IM）之间的关系。须注意，内侧上颌窦壁的骨质已去除。b. 完成扩大鼻中隔黏膜瓣（ENSF）切口后，去除 IT 以改善视野。c. 黏膜瓣分 3 步游离：鼻中隔黏膜；鼻底和 IM 黏膜；在切牙孔处横断神经血管束。绿色虚线表示从鼻底和 IM 上增加到标准鼻中隔黏膜瓣（NSF）的添加黏膜。黄色虚线表示黏膜瓣的主轴，这有助于理解扩大黏膜瓣旋转并覆盖斜坡区域的模式。d. 软骨膜下和骨膜下观察扩大黏膜瓣。e. 在近全切除鼻中隔和斜坡后置入黏膜瓣以覆盖斜坡缺损。注意观察位于缺损部位下边缘的额外黏膜。f. 经鼻内镜下经斜坡入路切除颅后窝脑膜瘤临床病例。0° 内镜观察到的术中结构。注意覆盖在缺损下缘的鼻底和 IM 黏膜（绿色虚线）

5.5.3　术后 4 个月随访

- 鼻底应已完全被黏膜覆盖，鼻中隔黏膜瓣供给区应已大部分被黏膜覆盖。
- 尽管黏膜再生良好，但沿鼻中隔形成结痂的情况也并不罕见。这可能与继发性愈合过程中黏液形成的质量和黏液纤毛运动的变化有关。
- 根据鼻痂的严重程度安排复诊计划。

5.6　并发症

- 在鼻中隔和鼻底的移行区，前方黏膜瓣撕裂的风险较高。
- 经切牙孔（鼻腭）神经血管束的横断会导致上中切牙麻木，可能是永久性的。
- 在切断鼻腭神经血管束的区域，有造成黏膜瓣穿孔的风险。
- 游离下鼻道黏膜时，有刺穿进入上颌窦的风险。这可导致鼻窦和下鼻道之间的永久性沟通，从而导致诸如黏液反流和慢性鼻窦炎等潜在问题。
- 损伤鼻泪管开口处可导致鼻泪管阻塞和溢泪（罕见并发症）。
- 腭大管由腭骨垂直板的骨沟和上颌骨围成，期间有腭降动脉和腭大神经穿过。不慎损伤腭降神经可引起腭部麻木。这可能是在做下鼻道内解剖时，对下鼻甲尾部周围黏膜操作引起的。
- 做黏膜瓣后方软硬腭间的切口时必须特别注意操作，避免损伤软腭肌肉。
- 有文献描述过朝向斜坡缺损处的无症状性脑干脱垂。使用脂肪移植物填充斜坡缺损可能起到预防作用。

参考文献

[1] Peris-Celda M, Pinheiro-Neto CD, Funaki T, et al. The extended nasoseptal flap for skull base reconstruction of the clival region: an anatomical and radiological study. J Neurol Surg B Skull Base. 2013; 74(6):369–385.

[2] Pinheiro-Neto CD, Snyderman CH. Nasoseptal flap. Adv Otorhinolaryngol. 2013; 74:42–55.

[3] Pinheiro-Neto CD, Salgado-Lopez L, Leonel LCPC, Aydin SO, Peris-Celda M. Endoscopic Endonasal Approaches to the Clivus with no Violation of the Nasopharynx: Surgical Anatomy and Clinical Illustration. J Neurol Surg B Skull Base DOI:10.1055/s-0041-1729905.

[4] Pinheiro-Neto CD, Ramos HF, Peris-Celda M, et al. Study of the nasoseptal flap for endoscopic anterior cranial base reconstruction. Laryngoscope. 2011; 121(12):2514–2520.

[5] Pinheiro-Neto CD, Prevedello DM, Carrau RL, et al. Improving the design of the pedicled nasoseptal flap for skull base reconstruction: a radioanatomic study. Laryngoscope. 2007; 117(9):1560–1569.

第 6 章　松解鼻中隔黏膜瓣血管蒂

Carlos D. Pinheiro-Neto, Luciano C. P. C. Leonel, Maria Peris-Celda

6.1　解剖

- 为了将鼻中隔黏膜瓣（NSF）的蒂松解游离到翼腭窝（PPF）中，了解蝶腭孔和 PPF 的解剖结构至关重要。
- 蝶腭孔腭骨是腭骨上位于眶突（前方）和蝶突（后方）之间的切迹（图 6.1）。
- 除蝶腭动脉（SPA）外，静脉也通过蝶腭孔引流鼻腔黏膜区域血液至翼静脉丛。
- PPF 是一个狭窄的锥形空间，其顶点指向下方。该空间由内侧的腭骨、前侧的上颌骨、后侧的翼板、上侧的眶和外侧的颞下窝围成。在下方，PPF 终止于上颌骨和翼板之间的关节处。
- PPF 内的神经血管结构包括翼腭神经节、翼管神经和三叉神经上颌支（V2）的分支，上颌动脉（MA）及其分支。血管位于神经前方（图 6.2）。
- 一层骨膜覆盖 PPF 内的脂肪组织和神经血管结构。
- 动脉在 SPA 孔周围与骨膜贴合紧密。然而在 PPF 内，MA 被脂肪组织包绕且相对游离。
- PPF 有 7 个不同的开口，重要的神经血管结构通过这些开口向颅底不同区域走行（表 6.1）。
- 腭大管分别由上颌骨内侧壁和腭骨垂直板内的骨沟围成。

6.2　概论

- 向外侧松解鼻中隔黏膜瓣（NSF）的血管蒂，需要涉及开放上颌窦及其后壁以暴露 PPF 的骨膜。
- NSF 血管蒂的侧向解剖可出于两个主要目的：同侧经翼突入路，以及改善黏膜瓣的重建覆盖区域和范围。
- 当需要在黏膜瓣的同侧行经翼突入路时，松解黏膜瓣血管蒂可增加瓣膜向外侧的活动度，在翼底部磨除骨质时也更安全。
- 某些情况下，需要牺牲翼管神经以改善黏膜瓣的侧向活动度和翼底部的显露。
- 向外侧松解黏膜瓣血管蒂不仅增加了黏膜瓣的触及范围，也增加了其有效的重建面积。松解后黏膜瓣的自由度更高，瓣后部可成功用于重建。
- 松解过程包含两个步骤：去除蝶腭孔的骨性边界（骨松解）和围绕 SPA 360° 环形骨膜切开（骨膜松解）。
- 可切断腭降动脉以增加黏膜瓣血管蒂的活动度和黏膜瓣的触及范围。
- 骨松解可增加约 0.6cm 的黏膜瓣活动范围，骨膜松解可增加约 3cm 的距离。

6.3　适应证

- 同侧经翼突入路（骨松解）。

表 6.1　翼腭窝（PPF）与颅底不同区域的沟通关系

开口于	通至	通过的结构
翼上颌裂	颞下窝	上颌动脉
眶下裂	眼眶	眶下神经和动脉
蝶腭孔	鼻腔	鼻中隔后动脉和静脉，鼻后上外侧神经，以及鼻腭神经
上腭	腭大管	腭降动脉和腭大、腭小神经
颅腔	圆孔	三叉神经上颌支（V2）
颅腔 / 破裂孔	翼管	翼管神经和动脉
鼻咽部	腭鞘管	发自翼腭神经节的咽神经和上颌动脉的咽支

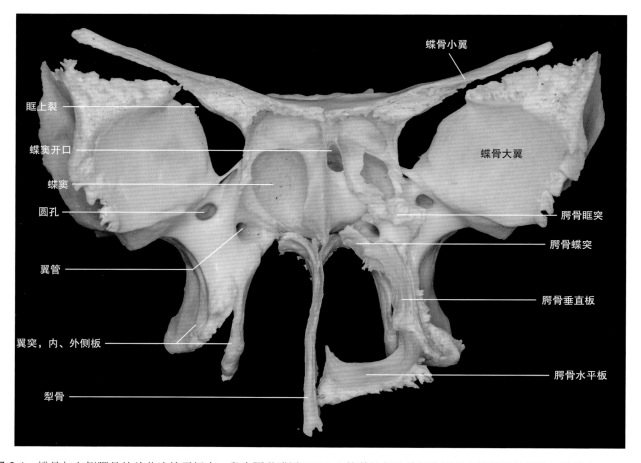

图 6.1　蝶骨与左侧腭骨的关节连接干标本。鼻中隔黏膜瓣 (NSF) 血管蒂松解的关键步骤是去除腭骨的眶突和蝶骨突

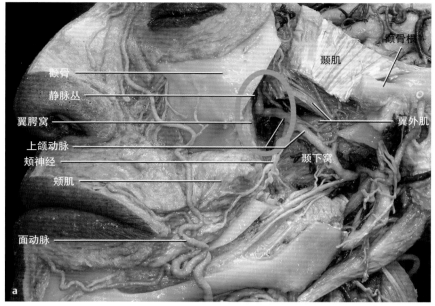

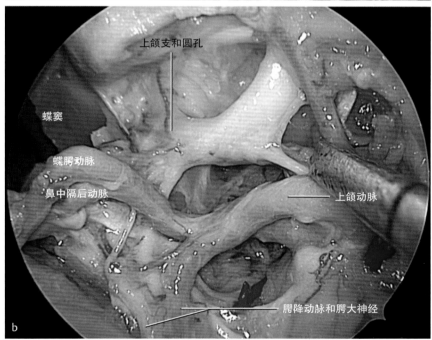

图 6.2 a. 左侧颞下窝（ITF）的解剖，以展示该区域内的血管关系。蓝色圆圈内显示上颌动脉（MA）由静脉丛包绕，通过翼上颌裂进入翼腭窝（PPF）。b.0° 内镜观察的左侧鼻腔解剖图。PPF 内的神经血管结构。注意神经结构前的动脉分支

- 额窦后壁缺损。
- 斜坡 / 颅颈交界处缺损。黏膜瓣血管蒂松解后改善黏膜瓣置入，其主轴可更趋向于头尾方向。需要注意的是，这与通常使用扩大 NSF 的操作方式不同，后者黏膜瓣主轴方向常平行于蝶鞍底部。
- 高颈段 / 咽后壁（骨膜松解）。黏膜瓣主轴沿头尾方向贴附。
- 延伸到 PPF 的黏膜瓣血管蒂松解术实际上可使黏膜瓣转移到颅底腹侧的任何区域。利用该技术也可使黏膜瓣用于其他领域的头颈部重建手术，例如经口机器人手术后的口咽缺损，以及鼻切除术后的外鼻重建等。

6.4　局限性

- 血管蒂狭窄。
- 暴露于鼻腔的 MA 必须以自体或合成的移植物覆盖。
- 该技术在操作上具有挑战性，有损伤 PPF 内的血管蒂或神经结构的风险。

6.5　手术技巧（视频 6.1 和视频 6.2）

- 在保留鼻中隔血管蒂的情况下进行筛窦全切除术、中鼻甲切除术、上颌窦造口术和蝶骨切开术。可以仅切除中鼻甲的水平部而不做全切除，保留中鼻甲与颅底的垂直附着处。
- 获取鼻中隔黏膜瓣并将其暂时放置于鼻咽部。
- 从上颌窦造口处的后方开始，从腭骨上游离黏膜，直至显露筛嵴并确定 SPA 的位置。

6.5.1　360° 切除蝶腭动脉（SPA）孔周围骨质（骨松解）

- 用 Kerrison 咬骨钳去除腭骨的眶突。此步骤应小心操作，以免损伤 SPA。要将咬骨钳的足片伸入 SPA 孔内，并置于动脉的前方。向上颌窦后壁进行横向去除骨质，以暴露 PPF 的骨膜。可使用 3mm 金刚砂高速钻头将骨质打磨变薄之后，再用咬骨钳去除骨质。
- 朝眶下裂方向切除 SPA 孔上方的骨质。
- 去除 SPA 孔下方的部分腭骨垂直板，并显露 PPF 的内侧。可打开腭大管，显露包裹在骨膜层中的

内容物（腭降动脉和腭大神经）。
- 黏膜瓣可置于上颌窦内或向上靠向筛窦与蝶窦，即可暴露后方后鼻孔的弓形结构。沿着后鼻孔弓的黏膜瓣下缘切口向前外侧延伸至上颌窦切开处。此切口应低于 SPA 走行。
- 在 SPA 后方分离黏膜瓣，识别腭骨的蝶骨突。磨除腭骨的蝶突，显露腭鞘（或腭蝶）管及其内容物（MA 的咽支和神经丝）。
- 到此，蝶腭孔的整个骨质边界均已被切除。
- 行同侧经翼突入路时，完成骨松解后黏膜瓣的活动度提升，方便进一步解剖在其后方的肿瘤，及对翼底的磨除。
- 若还需进一步松解血管蒂，则再行 360° 骨膜切开（图 6.3）。

6.5.2　同侧经翼突入路

- 横断腭鞘（或腭蝶）管内容物，侧移 PPF 外表面的骨膜以识别翼管神经。
- 此时，可继续完成入路并向内侧、上方和下方磨除翼底骨质以显露翼管神经。可向后推进磨除骨质至颈内动脉的破裂孔段，同时保留 NSF 的血管蒂。
- 如要显露翼管神经的外侧区域，可以切断神经，使 PPF 内容物进一步向外侧推动，并广泛暴露翼底的外侧部。进一步磨除骨质并显露三叉神经的上颌支（V2）与下颌支（V3）即颅中窝硬脑膜，同时保留 NSF 的血管蒂。

6.5.3　沿蝶腭动脉周围 360° 环切翼腭窝（PPF）骨膜（骨膜松解）

- SPA 孔的骨性结构被去除并暴露下层骨膜后，在 SPA 周围行 360° 骨膜切口（图 6.4）。
- 用钩刀或显微剪先在骨膜上做一个切口，在 SPA/MA 下方打开 PPF 前部的骨膜，显露 PPF 内的脂肪。
- 用球形探针（或导头）小心地将骨膜从 PPF 内容物上抬起来，从而使之后做 SPA 周围骨膜环切时更安全。
- 由于骨膜在 SPA 孔周围紧密附着于动脉上，因此需靠外侧朝颞下窝方向继续切开骨膜。
- 朝眶下裂方向往上延伸切口，再从眶下裂向内侧转向翼管和腭鞘管。

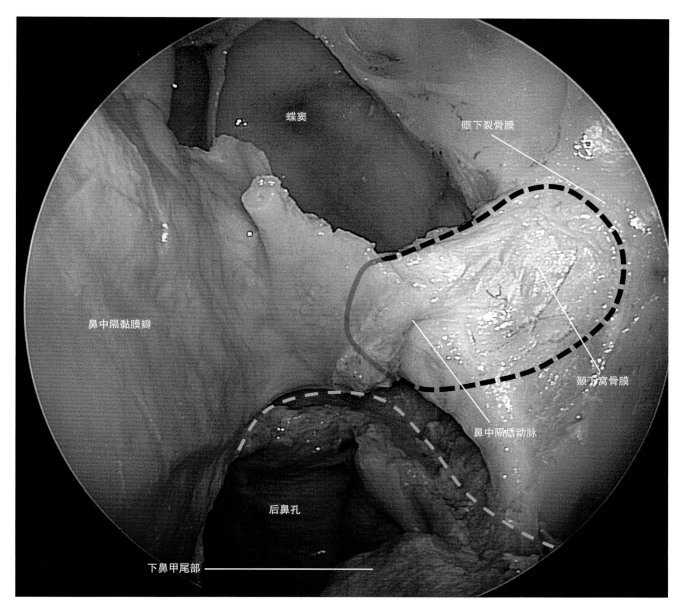

蝶窦

眶下裂骨膜

鼻中隔黏膜瓣

颞下窝骨膜

鼻中隔后动脉

后鼻孔

下鼻甲尾部

图 6.3　在蝶腭孔周围完成骨松解后，0° 内镜观察到的左侧鼻腔图片。观察与翼腭窝（PPF）骨膜相连的黏膜瓣血管蒂。这张照片还显示了在 PPF 后方磨除翼底（同侧经翼突入路）。绿色虚线表示鼻中隔黏膜瓣（NSF）下方切口由后鼻孔弓到上颌窦口的行走轨迹。黑色虚线显示骨膜前切口线，可用于进一步松解血管蒂。阴影实线表示要完成血管蒂周围完全松解的 360° 环切骨膜所需做的骨膜后方切口

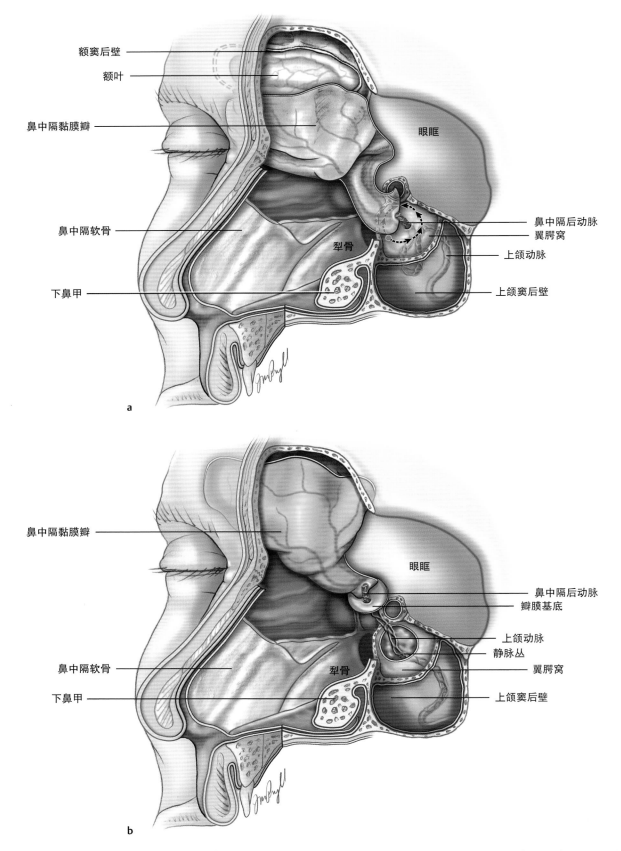

图 6.4 切除左侧半面和眼眶内容物后的鼻腔图示。a. 骨松解完成后的鼻中隔黏膜瓣（NSF）。要注意到，该程度的松解不足以使黏膜瓣完整覆盖涉及额窦后壁的颅底缺损。黑色箭头线表示骨膜前方切口。蓝色箭头线表示蝶腭动脉（SPA）后的骨膜后方切口。b. 在 360° 环切骨膜和上颌动脉（MA）松解后，NSF 向前方的延伸范围得到改善

- 然后在 SPA 下方，对着腭鞘管做内侧切口。在做这个下方切口时应特别注意腭降动脉和腭大神经。
- 与做同侧经翼突入路时类似，MA 的咽支从 PPF 穿过腭鞘（腭蝶）管到鼻咽部，被电凝后切断。
- 当完成 SPA 周围骨膜 360° 环切后，用球形探针小心地将动脉向前移动，并使其完全游离于 PPF 骨膜。这使 NSF 血管蒂完全游离，并仍然与 MA 保持通畅（图 6.5）。
- 要保留 MA 周围 PPF 内的脂肪，以免影响动脉周围的静脉引流。
- 可切断腭降动脉以增加血管蒂的活动度并增加黏膜瓣的触及范围。
- 黏膜瓣置入后，MA 应覆以游离黏膜移植物和 / 或氧化纤维素片。也可以使用脂肪或肌肉移植物，或其他合成移植代替物。
- 图 6.6 展示了手术中对黏膜瓣血管蒂松解时 MA 的解剖。

6.6　术后管理

6.6.1　术后 1 周随访

- 适度的鼻腔清创以清洁鼻道并改善鼻呼吸。

- 靠近黏膜瓣血管蒂或上颌窦后壁处不宜进行清创。
- 指导患者开始做每天一次的大剂量鼻腔灌洗。

6.6.2　术后 1 个月随访

- 仔细做上颌窦内清理。
- 沿血管蒂做精细清理。
- 注意 SPA 下方区域内可能裸露的腭大神经。清创过程中可能会引起严重的牙痛。
- 若强行去除质地坚硬或紧密粘连的结痂，有损伤 PPF 内神经血管的风险。

6.7　并发症

- 该技术的潜在并发症基本与 PPF 内神经血管损伤相关：
  ○ 上颚 / 牙齿麻木（上颚神经）。
  ○ 干眼症（翼管神经）。
  ○ 脸颊麻木（V2/ 眶下神经）。
  ○ 术后大出血（MA）和黏膜瓣破损。
- 血管蒂狭窄和黏膜瓣坏死导致黏膜瓣充血。
- MA 破裂引起的术后大出血。

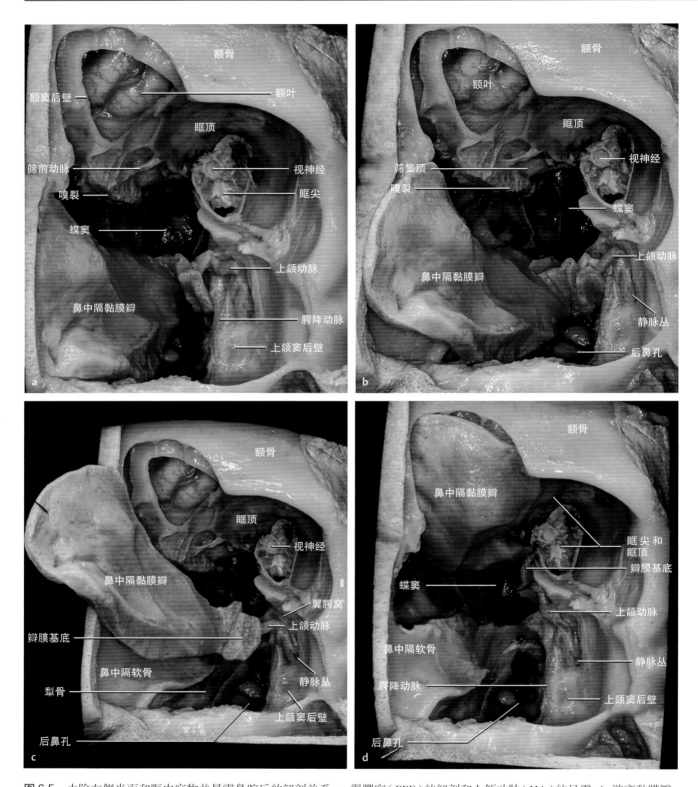

图 6.5　去除左侧半面和眶内容物并暴露鼻腔后的解剖关系。a. 翼腭窝（PPF）的解剖和上颌动脉（MA）的显露。b. 游离黏膜瓣。c.MA 松解可使黏膜瓣活动范围平均增加 3cm，扩大了黏膜瓣的应用范围。d. 额窦后壁缺损的重建。须注意的是，黏膜瓣置入方式与未松解血管蒂的鼻中隔黏膜瓣（NSF）的原则相同。需要沿支撑结构（例如眶）放置黏膜瓣血管蒂，以尽量减少愈合过程中收缩带来的影响。PPF 和 MA 都应该以自体或合成移植物覆盖保护

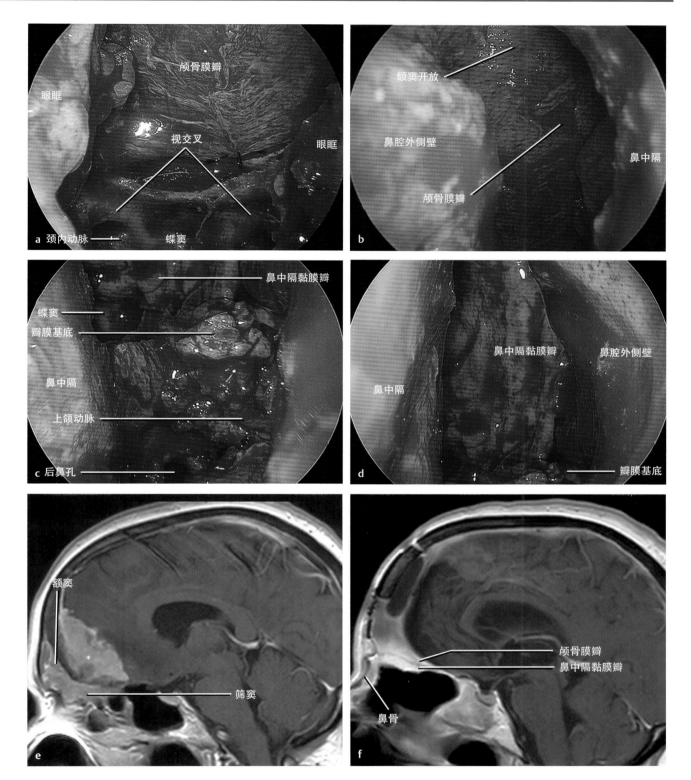

图 6.6　开颅联合经鼻内镜入路切除前颅底脑膜瘤的临床病例。0° 内镜所见（a~c）。a.肿瘤切除后的鼻内观。嵌入式硬脑膜是用开颅后获取的颅骨膜瓣（PCF）进行重建的。b.右侧鼻腔内镜显示额窦开放。导致颅底缺损累及蝶骨平面到额窦前壁范围非常大。c.黏膜瓣血管蒂周围完成骨松解并游离上颌动脉（MA）十分必要。d.获取扩大鼻中隔黏膜瓣（NSF），其中包括鼻底黏膜。完成血管蒂松解后，黏膜瓣的两个区域（黏膜软骨膜和黏膜骨膜）都作为重建表面覆盖了整个缺损区域。e.术前矢状位 T1 增强磁共振成像（MRI）。观察到肿瘤（*）位置非常靠前，向下累及额窦和筛窦，需要联合入路。f.术后 4 个月矢状位 T1 增强 MRI。注意可强化的 NSF 已覆盖前颅底至鼻骨的缺损。除加固重建效果外，用鼻内黏膜瓣覆盖 PCF 的鼻腔内表面，可最大限度地减少沿颅骨膜形成的结痂，并缩短 PCF 黏膜化的时间

参考文献

[1] Pinheiro-Neto CD, Paluzzi A, Fernandez-Miranda JC, et al. Extended dissection of the septal flap pedicle for ipsilateral endoscopic transpterygoid approaches. Laryngoscope. 2014; 124(2):391–396.

[2] Pinheiro-Neto CD, Peris-Celda M, Kenning T. Extrapolating the limits of the nasoseptal flap with pedicle dissection to the internal maxillary artery. Oper Neurosurg (Hagerstown). 2019; 16(1):37–44.

[3] Shastri KS, Leonel LCPC, Patel V, et al. Lengthening the nasoseptal flap pedicle with extended dissection into the pterygopalatine fossa. Laryngoscope. 2020; 130(1):18–24.

[4] Pinheiro-Neto CD, Galati LT. Nasoseptal flap for reconstruction after robotic radical tonsillectomy. Head Neck. 2016; 38(9):E2495–E2498.

[5] Shastri KS, Lin Y, Scordino J, Pinheiro-Neto CD. Composite cartilage-osseousmucosal nasoseptal flap for reconstruction after near total rhinectomy. Ann Otol Rhinol Laryngol. 2021; 130(1):98–103.

[6] Pinheiro-Neto CD, Fernandez-Miranda JC, Rivera-Serrano CM, et al. Endoscopic anatomy of the palatovaginal canal (palatosphenoidal canal): a landmark for dissection of the vidian nerve during endonasal transpterygoid approaches. Laryngoscope. 2012; 122(1):6–12.

[7] Prevedello DM, Pinheiro-Neto CD, Fernandez-Miranda JC, et al. Vidian nerve transposition for endoscopic endonasal middle fossa approaches. Neurosurgery. 2010; 67(2) Suppl Operative:478–484.

第7章　鼻中隔软骨黏膜复合瓣

Carlos D. Pinheiro-Neto, Luciano C. P. C. Leonel, Maria Peris-Celda

7.1　概论

- 使用鼻中隔黏膜瓣进行颅底缺损的重建能够有效分隔鼻腔和颅内腔隙，并有良好的临床效果。然而，在某些情况下，进行重建时一定程度地增加瓣膜强度可能是有益的。
- 鼻中隔软骨黏膜复合瓣由鼻中隔黏膜附带部分鼻中隔软骨组成。
- 软骨与附着的黏膜作为一个整体以覆盖修补颅底缺损。
- 分离的软骨大小应当小于黏膜瓣，这样可以使软骨膜下层能够更好地嵌合缺损的骨性边缘。通常需要让黏膜超出软骨边缘5mm以保证黏膜能够很好地覆盖缺损边缘。
- 分离软骨的技术类似于鼻中隔成形术，留下一个"L"形软骨支架来支撑鼻腔，分离的鼻中隔软骨附着于黏膜瓣上。
- 如果需要大范围的骨性重建，可以将犁骨分离并附着于黏膜瓣上，这样的复合瓣就成了鼻中隔软骨黏膜瓣（图7.1）。
- 必要时可进行外侧瓣膜蒂的松解（骨性松解或骨周松解）以方便瓣膜的嵌入（第6章）。

7.2　适应证

- 跨面或跨结节的缺损。
- 脑膜脑膨出，尤其是合并有严重颅高压的肥胖患者。
- 合并有重度阻塞性睡眠呼吸暂停需要使用持续气道正压通气（CPAP）或双水平气道正压通气（BiPAP）的患者的颅底腹侧缺损。
- 加强斜坡缺损的重建效果，并减少因鼻腔植入物（如鼻胃管）导致的风险。
- 在鼻部分切除术后，复合瓣能够以单一瓣膜重建鼻内膜和骨架。
- 眼眶内侧壁或眶底缺损的重建。

7.3　局限性

- 由于需要留下"L"形软骨支架来支撑鼻腔，因此能够获取的鼻中隔软骨的大小有限。
- 由于缺乏足够的软骨，有鼻中隔穿孔病史或鼻中隔成形手术史的患者不适用。
- 由于不平整的软骨结构，严重的鼻中隔偏曲患者不适用。
- 鼻中隔骨折或鼻中隔血肿/脓肿病史患者不适用。

7.4　手术技巧
7.4.1　瓣膜获取

- 黏膜切口与标准鼻中隔黏膜瓣相同。
- 下缘切口可沿鼻中隔外侧约5mm的鼻底黏膜进行。这种改良增加了从瓣膜的黏膜边缘到软骨边缘的距离，这有助于黏膜覆盖缺损的边缘。如有需要，下缘切口可向下鼻道外侧延伸形成一个扩大的鼻中隔复合瓣。
- 从鼻中隔尾端开始剥离黏膜，并向后剥离1cm软骨表面的黏膜，于该水平停止将黏膜从软骨上剥离，此处的软骨需要和黏膜一起游离下来。
- 鼻背部切口旁的黏膜从软骨上剥离出距离鼻背约1cm的宽度，平行于鼻背向后上方剥离，直到可以识别筛骨垂直板。
- 沿着黏膜的下缘切口，将黏膜从鼻底内侧向鼻中隔分离，直至识别到鼻中隔软骨与上颌骨嵴的附着位置。
- 然后，做一个"L"形的软骨切口，类似于鼻中隔成形术的操作。
- 使用"D"形刀进行软骨切除，软骨切口平行于鼻中隔尾端并距离其1cm，就在分离的鼻中隔黏膜瓣附着软骨的位置。
- 在鼻背侧做一个类似的切口，平行于鼻背并距离其1cm。在完成这两个软骨切口后就能保留住一个1cm宽的"L"形软骨支架，而其后方的鼻中隔软

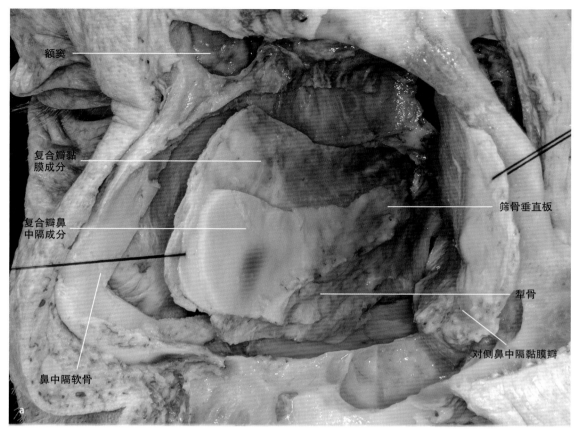

额窦

复合瓣黏膜成分

复合瓣鼻中隔成分

鼻中隔软骨

筛骨垂直板

犁骨

对侧鼻中隔黏膜瓣

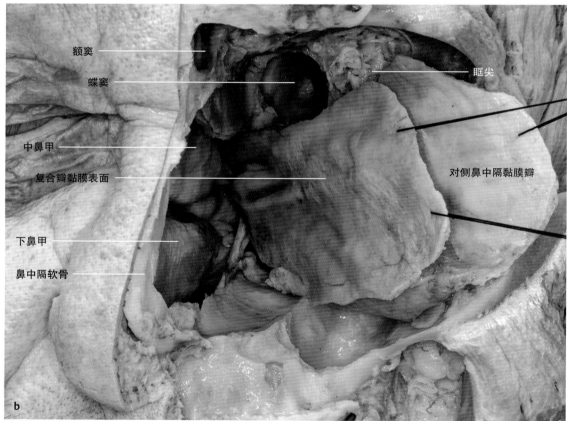

额窦

蝶窦

中鼻甲

复合瓣黏膜表面

下鼻甲

鼻中隔软骨

眶尖

对侧鼻中隔黏膜瓣

图 7.1 切除左半面部、眶内容物及暴露鼻腔后的解剖结构。a. 左侧为标准的鼻中隔黏膜瓣，右侧为鼻中隔软骨黏膜复合瓣。注意保留的"L"形鼻中隔软骨支架，为外鼻提供支撑。b. 复合瓣的黏膜表面

骨则可以全部分离形成黏膜软骨瓣。

- 使用剥离子沿软骨膜下界面小心地将软骨从对侧鼻中隔黏膜上分离，便可获得附着软骨的鼻中隔黏膜瓣。
- 沿对侧软骨膜下界面向后下方剥离，直至可以识别筛骨垂直板、犁骨和上颌骨嵴。
- 至此，便能将这片软骨从筛骨垂直板、犁骨和上颌嵴上轻柔剥离，它只附着在鼻中隔黏膜瓣上。
- 继续在同侧向后鼻孔方向剥离瓣膜。
- 复合瓣膜一般置于鼻咽处。如果软骨太大影响术中操作，可将瓣膜沿鼻中隔放置，临时缝合固定于前方（图 7.2a）。

7.4.2　重建

- 重建方法与其他鼻中隔黏膜瓣类似。
- 瓣膜的软骨部分覆盖缺损部位。
- 重要的是要确保瓣膜的黏膜边缘能够良好地覆盖缺损边缘。
- 当内层的重建完成时，复合瓣嵌入外层重建。
- 瓣膜的黏膜和软骨成分均为外层的重建。
- 软骨的存在使得瓣膜易于展开且方便瓣膜的嵌入

（图 7.2b）。

- 如图 7.3 所示，一例手术病例使用鼻中隔软骨黏膜复合瓣进行颅底重建。
- 如图 7.4 所示，一例手术病例在沿上颌动脉松解瓣膜蒂后，使用鼻中隔软骨黏膜复合瓣进行鼻再造。

7.5　术后管理

- 术后 1 周、1 个月、4 个月随访进行鼻腔清创术（第 3 章）。
- 在术后鼻内镜检查中，鼻中隔黏膜瓣的搏动是由于脑搏动的传递而引起的，通常不明显。瓣膜软骨成分的存在可以提高重建的强度和稳定性以抵抗颅内压力。

7.6　并发症

- 如果鼻中隔软骨切除过多，会导致鼻梁塌陷。
- 鼻中隔穿孔。
- 由于解剖累及切牙孔造成上中切牙麻木。
- 软骨压迫神经血管结构，用可吸收材料轻柔地包裹很重要，可以避免神经血管损伤。

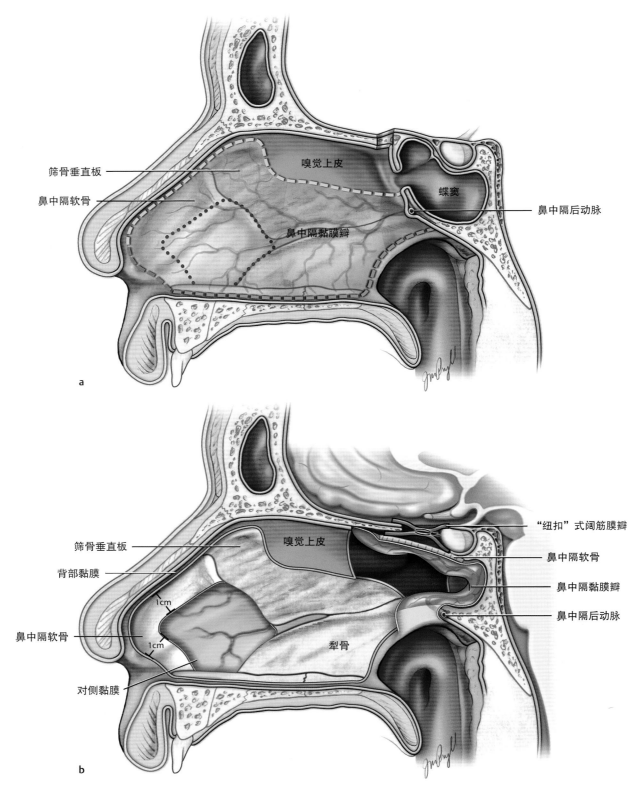

图 7.2　图示为矢状位鼻中隔左侧。a. 鼻中隔软骨黏膜复合瓣的黏膜切口与标准鼻中隔黏膜瓣相同。黄色虚线为上缘切口，浅蓝色虚线为沿鼻中隔尾端的前缘切口，绿色虚线为下缘切口。下缘切口可沿鼻底向鼻中隔外侧延伸 5mm 处进行，包含部分鼻底黏膜，以增加瓣膜软骨周围的黏膜面积。深蓝色虚线为软骨的切口。鼻中隔软骨黏膜复合瓣的解剖功能分区与标准鼻中隔黏膜瓣相似，附带软骨的黏膜和软骨膜是主要的重建区域（蓝色区域），绿色区域为黏膜和骨膜（桥接区域），黄色区域为基底区域。b. 瓣膜嵌入，注意瓣膜的软骨成分在外层重建鞍底的缺损，内层重建则使用内外双层"纽扣"式阔筋膜瓣。注意保留 1cm 宽"L"形鼻中隔软骨支架

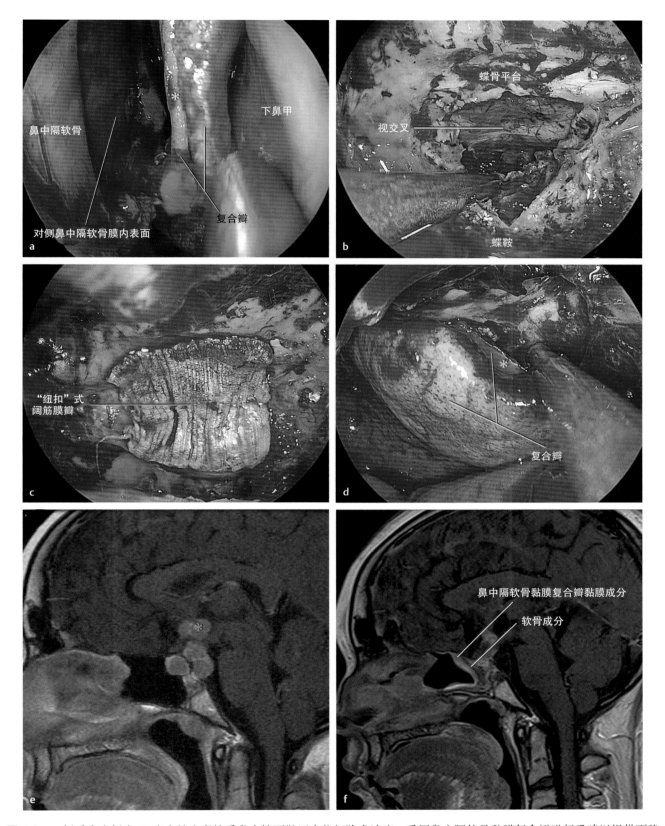

图7.3　一例手术病例为17岁女性患者接受鼻内镜下鞍区占位切除术治疗。采用鼻中隔软骨黏膜复合瓣进行重建以提供更稳定的重建层，增强该年轻患者的长期颅底保护。术中0°内镜下的图片（a~d）。a.获取左侧复合瓣，将软骨（黄色，＊）从对侧黏膜上剥离，并使其附着于同侧鼻中隔黏膜瓣上。b.鞍底缺损。c.内外双层"纽扣"式阔筋膜瓣的外层。d.复合瓣嵌入，瓣膜的软骨部分（黄色，＊）。e.术前矢状位T1增强MRI提示，鞍内及鞍上肿瘤（绿色，＊）。f.术后4个月的矢状位T1增强MRI提示，鼻中隔黏膜瓣有强化，软骨保护着鞍区

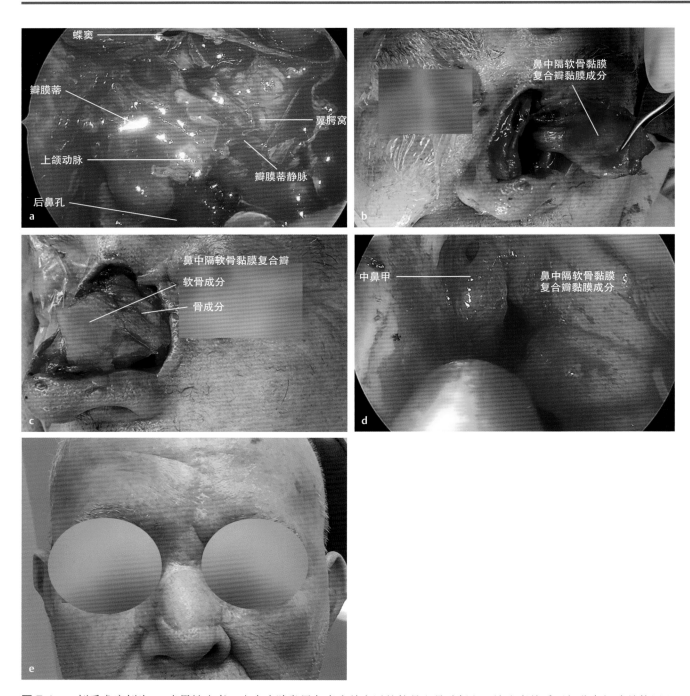

图 7.4 一例手术病例为 68 岁男性患者，患有皮肤鼻黑色素瘤并广泛的软骨和骨骼侵犯。该患者接受了部分鼻切除并使用左侧鼻中隔软骨黏膜复合瓣进行重建，以单一瓣膜提供重建的鼻内黏膜和骨架。使用额部旁正中皮瓣进行皮肤覆盖。为了能够移动复合瓣进行重建，需要沿上颌动脉对瓣膜蒂进行松解。a. 术中 0° 内镜下显示翼腭窝开放，且打开上颌窦后，瓣膜蒂和上颌动脉得到松解。b. 瓣膜松解后将其旋转并向前移位。c. 瓣膜嵌入。d. 术后 1 个月分离额部旁正中皮瓣时，在内镜视野下观察鼻中隔对侧软骨膜下表面的黏膜化（蓝色，＊）。e. 患者重建后 12 个月

参考文献

[1] Ramsey T, Shastri K, Curran K, Debiase C, Peris-Celda M, Pinheiro-Neto CD. Composite Chondromucosal Nasoseptal Flap for Reconstruction of Suprasellar Defects. World Neurosurg. 2021 May;149:11–14. doi: 10.1016/j.wneu. 2021.01.137. Epub 2021 Feb 5. PMID: 33556598.

[2] Shastri KS, Lin Y, Scordino J, Pinheiro-Neto CD. Composite cartilage-osseousmucosal nasoseptal flap for reconstruction after near total rhinectomy. Ann Otol Rhinol Laryngol. 2021; 130(1):98–103.

[3] Kalyoussef E, Schmidt RF, Liu JK, Eloy JA. Structural pedicled mucochondralosteal nasoseptal flap: a novel method for orbital floor reconstruction after sinonasal and skull base tumor resection. Int Forum Allergy Rhinol. 2014; 4 (7):577–582.

[4] Kim DW, Gurney T. Management of naso-septal L-strut deformities. Facial Plast Surg. 2006; 22(1):9–27.

第 8 章　鼻中隔供体部位的黏膜再造

Carlos D. Pinheiro-Neto, Maria Peris-Celda

8.1　概论

- 有两种主要的带血管蒂的瓣膜可用于鼻中隔黏膜瓣获取后鼻中隔供体的黏膜再造：
  - 对侧鼻中隔翻转黏膜瓣。
  - 下鼻道黏膜瓣。
- 翻转瓣膜以宽蒂为基底，血供来自鼻中隔前循环。
- 鼻中隔后动脉不向翻转黏膜瓣供血，为了让瓣膜向前翻转，这个分支需要被离断。
- 下鼻道黏膜瓣以鼻腭孔处的腭大动脉为基础。
- 获取鼻中隔黏膜瓣后暴露的鼻中隔软骨和骨通过二期愈合修复。
- 裸露的鼻中隔黏膜化需要 3 个月以上的时间。
- 鼻中隔黏膜供体区形成结痂对患者的生活质量有非常大的负面影响。
- 即使供体侧鼻中隔全部黏膜化，依然可能发生结痂，这可能与新上皮黏膜纤毛的清除效率低有关。
- 裸露的鼻中隔软骨，尤其是鼻背部的软骨，瘢痕挛缩导致鞍鼻的风险更大。
- 同时进行鼻中隔成形术的患者似乎有更高的鞍鼻形成的风险，这与软骨切除术后支撑丧失有关。
- 鼻塞、睡眠困难、鼻部疼痛 / 压迫感、恶臭味和嗅觉减退是与鼻腔结痂相关的常见症状。
- 前方暴露的软骨似乎比后方暴露的骨更易形成结痂。
- 鼻中隔供体部位黏膜再造技术的关键是最小化二期愈合的面积，以及降低鼻腔结痂和鞍鼻形成的风险。
- 这些手术技术可能对患者的生活质量有积极的影响。

8.2　适应证

- 覆盖鼻中隔黏膜瓣获取后供体部位暴露的鼻中隔软骨。

8.3　局限性

8.3.1　对侧鼻中隔翻转黏膜瓣

- 翻转黏膜瓣需要较大的鼻中隔后部切除，会影响鼻腔气流并导致蝶骨嘴形成结痂。
- 翻转黏膜瓣增加了对嗅觉影响的风险，因为靠近筛板的双侧鼻中隔黏膜都被切断了。
- 翻转黏膜瓣主要来源于鼻中隔的黏膜骨膜区（桥接区），比裸露的鼻中隔软骨小，限制了对鼻背部软骨的覆盖。
- 采用翻转黏膜瓣使得将来需要再次重建时不能使用对侧的鼻中隔黏膜瓣。

8.3.2　下鼻道黏膜瓣

- 如果获取鼻中隔黏膜瓣时扩展至鼻底 / 下鼻道黏膜，则无法使用下鼻道黏膜瓣。
- 由于该瓣膜不需要切除鼻中隔后部，黏膜向前覆盖软骨，但不能覆盖犁骨。
- 鼻底骨质暴露在外，其黏膜化通过二期愈合修复。然而，鼻底是一个快速修复的区域，没有结痂或对术后生活质量产生负面影响的重大问题，也许是因为这个区域较弱的气流不利于结痂的形成。

8.4　手术技巧

8.4.1　对侧鼻中隔翻转黏膜瓣

- 鼻中隔翻转黏膜瓣是将对侧鼻中隔黏膜的后部向前翻转覆盖因获取鼻中隔黏膜瓣而裸露的软骨。
- 在获取鼻中隔黏膜瓣后，通过同侧鼻孔除去犁骨和筛骨垂直板的下部，暴露对侧鼻中隔黏膜的骨膜下表面。
- 然后经对侧鼻腔，使用针式电刀做黏膜切口，用于黏膜瓣翻转。
- 下切口开始的位置与标准鼻中隔黏膜瓣相同，在后鼻孔上缘，向前沿着犁骨后缘和鼻底与鼻中隔交界处进行延伸。不同的是这个切口终止于中鼻甲的前缘。

- 上切口开始的位置也与标准鼻中隔黏膜瓣相同，在蝶窦开口处，切口向前延伸，平行于上颚，止于中鼻甲前缘。
- 最后，沿蝶窦前壁做后切口连接上下切口，后切口会离断鼻中隔动脉，应注意电凝止血。瓣膜的血供依靠前端较宽的基底和鼻中隔前循环来供应。
- 如果条件允许，翻转黏膜瓣切口也可以在获取鼻中隔黏膜瓣的同侧鼻腔进行。
- 完成这些操作后，便可将对侧黏膜瓣向前翻转覆盖暴露的软骨。
- 最后，在前缘使用可吸收缝线将黏膜缝合固定，类似于鼻中隔成形术缝合鼻中隔黏膜的方法（图8.1）。
- 如有需要，可切除部分鼻中隔软骨后缘，以方便翻转瓣膜向前延伸。

8.4.2　下鼻道黏膜瓣（视频8.1）

- 获取下鼻道黏膜瓣需要做4个切口。
- 后切口从鼻中隔到下鼻甲尾部，位于软腭鼻面和鼻底之间的过渡处。
- 外侧切口沿着下鼻甲附着处进行。
- 前切口位于下鼻甲头至前鼻棘的黏膜皮肤交界处，沿鼻孔切开。
- 在获取鼻中隔黏膜瓣时，已经沿着鼻中隔和鼻底交界处做了中线切口。
- 剥离黏膜瓣，注意保留切牙孔处的神经血管束（图8.2a）。
- 将下鼻道黏膜瓣翻转覆盖鼻中隔软骨，沿其尾侧缘缝合固定（图8.2b）。
- 图8.3所示为一例手术病例在获取鼻中隔黏膜瓣后使用下鼻道黏膜瓣修复裸露的鼻中隔软骨。

8.5　术后管理

- 两种瓣膜均在双侧鼻腔使用Doyle夹板支撑固定，帮助压迫鼻中隔软骨上的瓣膜。
- 术后1周移除鼻腔夹板。
- 术后1周、1个月、4个月随访进行鼻腔清创术，在术后1周随访时不要去除鼻中隔的结痂，以免将黏膜瓣从鼻中隔软骨上剥脱。

8.6　并发症

- 翻转黏膜瓣：双侧鼻中隔黏膜切口靠近嗅裂有导致嗅觉减退/嗅觉丧失的风险。较大的鼻中隔后部切除导致后鼻腔内气流改变。
- 下鼻道黏膜瓣：由于损伤切牙管处的神经血管束，导致牙齿（中切牙）麻木；黏膜瓣的外侧切口邻近鼻泪管开口（Hasner瓣），存在鼻泪管阻塞的潜在风险；由于黏膜瓣的折叠，导致在鼻腔前方形成较大的蒂，有阻塞鼻腔的风险。但在愈合的过程中，瓣膜蒂通常会挛缩，因此没有必要在术后就离断黏膜蒂。

8.7　游离黏膜瓣移植

- 在获取鼻中隔黏膜瓣后，除了使用带血管蒂的黏膜瓣进行黏膜再造以外，文献报道还可使用游离黏膜瓣移植。
- 中鼻甲黏膜可以作为游离黏膜瓣移植。
- 对侧鼻中隔后部黏膜可作为游离黏膜瓣，不同于翻转黏膜瓣需要切除鼻中隔后部并将鼻中隔黏膜翻转覆盖裸露的软骨，该方法不损伤骨性鼻中隔的后部，并通过二期愈合修复其两侧黏膜。
- 对侧鼻底及下鼻道黏膜也可作为游离黏膜瓣移植。

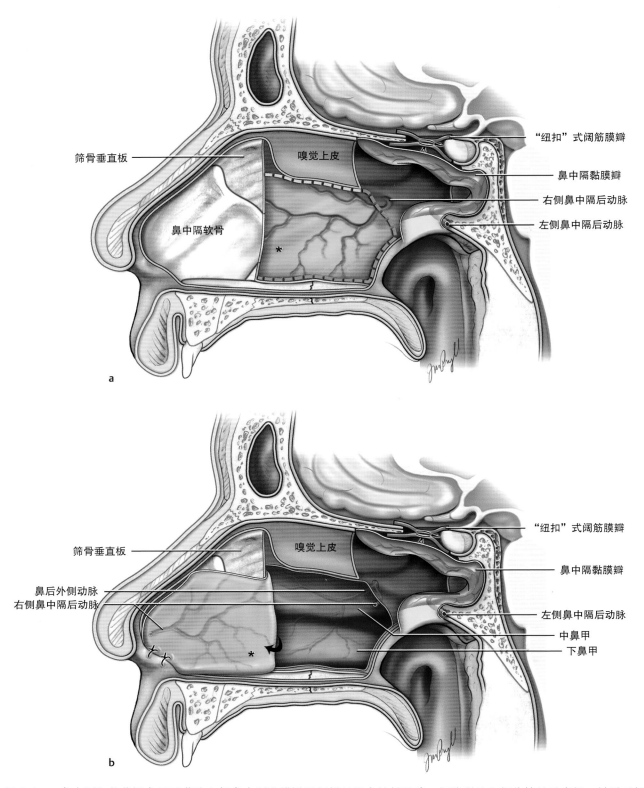

筛骨垂直板

嗅觉上皮

"纽扣"式阔筋膜瓣

鼻中隔黏膜瓣

右侧鼻中隔后动脉

左侧鼻中隔后动脉

鼻中隔软骨

a

筛骨垂直板

嗅觉上皮

"纽扣"式阔筋膜瓣

鼻中隔黏膜瓣

鼻后外侧动脉

右侧鼻中隔后动脉

左侧鼻中隔后动脉

中鼻甲

下鼻甲

b

图 8.1　a. 鼻中隔矢状位视角显示获取左侧鼻中隔黏膜瓣进行蝶骨平台缺损重建。切除犁骨和部分筛骨垂直板，暴露对侧黏膜的骨膜下表面（＊）。获取对侧鼻中隔翻转黏膜瓣包括 3 个切口：上切口（黄色虚线）、下切口（绿色虚线）、后切口（蓝色虚线），注意保留足够的对侧嗅觉黏膜。黏膜瓣切口可在任意一侧进行。b. 箭头所示为瓣膜翻转方向以覆盖鼻中隔软骨，在前方缝合固定瓣膜。星号所示为右侧鼻中隔黏膜覆盖裸露的软骨，注意瓣膜翻转需要离断鼻中隔后动脉

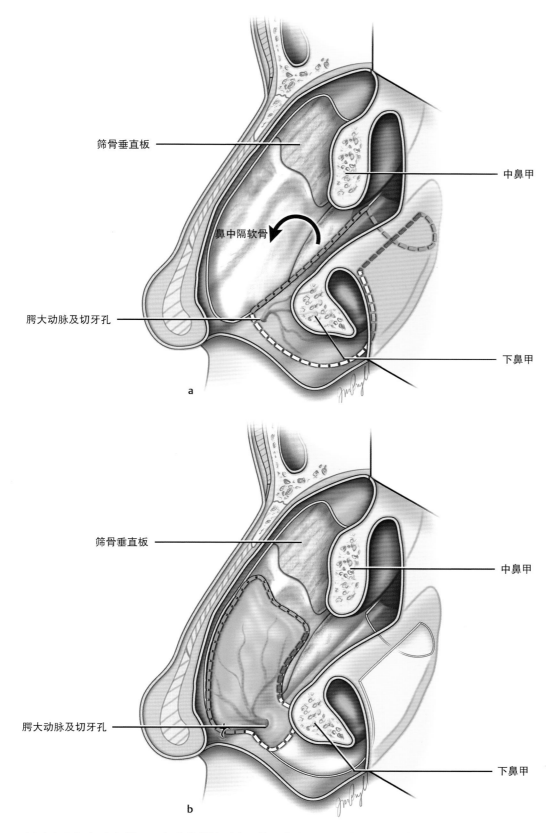

筛骨垂直板

中鼻甲

鼻中隔软骨

腭大动脉及切牙孔

下鼻甲

a

筛骨垂直板

中鼻甲

腭大动脉及切牙孔

下鼻甲

b

图 8.2　图示为左侧鼻腔中利用下鼻道黏膜瓣覆盖因获取鼻中隔黏膜瓣而裸露的鼻中隔软骨。a. 除了中线切口（绿色虚线）为鼻中隔黏膜瓣的下切口，另外还需要做 3 个切口：后切口沿软硬腭交界处进行（橙色虚线）；外侧切口沿下鼻道的下鼻甲附着处进行（紫色虚线）；前切口沿鼻孔处的皮肤黏膜交界处进行（白色虚线）。箭头所示为瓣膜向鼻中隔翻转。b. 瓣膜在前方鼻孔处缝合固定

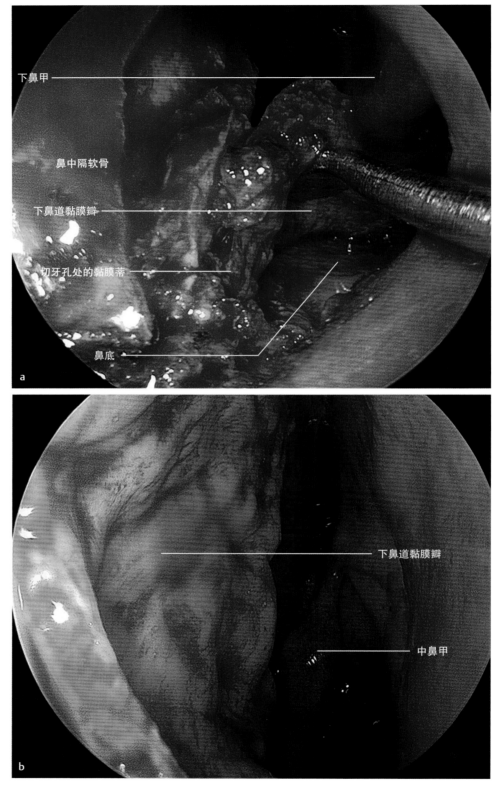

下鼻甲

鼻中隔软骨

下鼻道黏膜瓣

切牙孔处的黏膜蒂

鼻底

a

下鼻道黏膜瓣

中鼻甲

b

图 8.3　术中 0° 内镜下显示左侧鼻腔获取鼻中隔黏膜瓣后鼻中隔软骨的黏膜再造。a. 基于切牙孔神经血管束的血管蒂（腭大动脉）。b. 瓣膜置入

参考文献

[1] Kasemsiri P, Carrau RL, Otto BA, et al. Reconstruction of the pedicled nasoseptal flap donor site with a contralateral reverse rotation flap: technical modifications and outcomes. Laryngoscope. 2013; 123(11):2601–2604.

[2] Ruffner R, Pereira MC, Patel V, Peris-Celda M, Pinheiro-Neto CD. Inferior Meatus Mucosal Flap for Septal Reconstruction and Resurfacing After Nasoseptal Flap Harvest. Laryngoscope. 2021 May;131(5):952–955.

[3] Kimple AJ, Leight WD, Wheless SA, Zanation AM. Reducing nasal morbidity after skull base reconstruction with the nasoseptal flap: free middle turbinate mucosal grafts. Laryngoscope. 2012; 122(9):1920–1924.

[4] Rowan NR, Wang EW, Gardner PA, Fernandez-Miranda JC, Snyderman CH. Nasal deformities following nasoseptal flap reconstruction of skull base defects. J Neurol Surg B Skull Base. 2016; 77(1):14–18.

[5] Scagnelli RJ, Patel V, Peris-Celda M, Kenning TJ, Pinheiro-Neto CD. Implementation of free mucosal graft technique for sellar reconstruction after pituitary surgery: outcomes of 158 consecutive patients. World Neurosurg. 2019; 122:e506–e511.

[6] Yoo F, Kuan EC, Bergsneider M, Wang MB. Free mucosal graft reconstruction of the septum after nasoseptal flap harvest: a novel technique using a posterior septal free mucosal graft. J Neurol Surg B Skull Base. 2017; 78(2):201–206.

第三部分

其他鼻内黏膜瓣

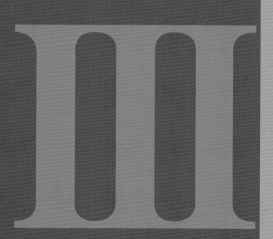

第 9 章 中鼻甲黏膜瓣

Carlos D. Pinheiro-Neto, Luciano C. P. C. Leonel, Maria Peris-Celda

9.1 解剖

- 中鼻甲（MT）是筛骨的一部分。
- 中鼻道是位于中鼻甲和鼻腔外侧壁之间的空腔，也是窦口鼻道复合体位置所在。
- 额窦、前组筛窦和上颌窦通过窦口鼻道复合体引流。
- 中鼻甲根据其延伸方向分为 3 个部分（图 9.1a）：
  ○ 垂直部分（前 1/3）：在矢状位方向延伸至位于内、外筛板之间的颅底。
  ○ 中间部分（中 1/3）：在冠状位方向延伸至筛骨纸板。中间部分也叫作基板，是前后筛房的分隔。
  ○ 水平部分（后 1/3）：在轴位方向延伸至腭骨垂直板。
- 位于蝶腭孔附近的鼻后外侧动脉的近端分支为中鼻甲供血。
- 中鼻甲供血动脉沿着水平部分附着处进入鼻甲（图 9.1b）。
- 中鼻甲可呈现不同程度的气化（即泡状鼻甲），可对中鼻道内的空间产生影响。
- 中鼻甲的自然曲率表现为凹面朝向管腔侧。而中鼻甲的异常曲率是一种解剖学变异，其凹面朝向鼻中隔，凸面向中鼻道突出，使该间隙变得狭窄。

9.2 概论

- 中鼻甲可作为鼻内黏膜瓣用于颅底重建。
- 中鼻甲黏膜瓣（MTF）通常适用于鼻中隔黏膜瓣不可用或缺损足够小且刚好适合此黏膜瓣的病例。
- 中鼻甲黏膜瓣是一种黏膜骨膜瓣。剥离中鼻甲黏膜是在鼻甲仍然附着在颅底的情况下进行的。如果鼻甲过早脱落，由于鼻甲的不稳定性，会使得黏膜获取更具挑战性。
- 中鼻甲的重建区域与附着于其垂直部的黏膜相对应，可分为两个部分，即鼻腔内侧面和鼻腔外侧面。
- 中鼻甲的中间部分对形成黏膜瓣没有意义，因此在黏膜瓣获取过程中予以切除可改善其活动度。

- 中鼻甲黏膜瓣黏膜瓣蒂的区域对应于中鼻甲的水平部分。
- 去除骨质的中鼻甲黏膜瓣的鼻腔内、外侧的黏膜沿鼻甲下缘连续（图 9.1c）。
- 当中鼻甲骨质附着于黏膜时，中鼻甲黏膜瓣可以作为骨黏膜复合瓣获取。

9.3 适应证

- 累及筛板和筛窦中心凹的前颅底缺损。
- 蝶鞍及鞍上缺损。
- 用于某些需行上颌窦底重建的窦口瘘管病例（行黏膜瓣蒂松解术是必要的）。

9.4 局限性

- 有限的横截面积将其重建能力限制在较小缺陷上。
- 中鼻甲黏膜的某些区域非常薄，增加了获取过程中意外撕裂的风险。
- 靠近颅底的中鼻甲骨质较薄，可能在获取过程中发生脱落。由此产生的不稳定性使得黏膜剥离更加困难。
- 由于中鼻甲形状多变，且周围具有各种隐窝，使得黏膜瓣的获取更具挑战性，并会增加黏膜撕裂的风险。
- 在患有泡状鼻甲的病例中，由于中鼻道内的空间狭窄，黏膜瓣的获取较为困难。
- 由于附着于侧壁的黏膜瓣蒂基底较宽，从而限制了黏膜瓣的延伸。通过小心分离黏膜瓣蒂，松解中鼻甲与蝶腭孔的水平连接部，可以改善这一点。

9.5 手术技巧
9.5.1 获取过程

- 将中鼻甲向中间轻度移位。
- 行前组筛窦切除术可以改善中鼻道内的空间。如同时行后组筛窦切除术，这一步骤会分离中鼻甲的中间部分，使其与眼眶分离。

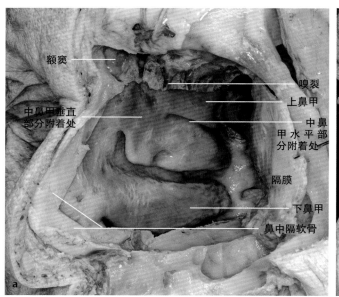
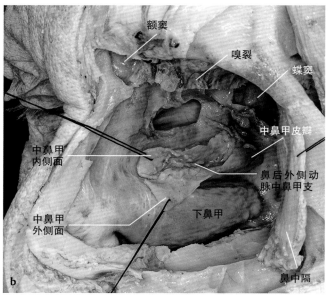
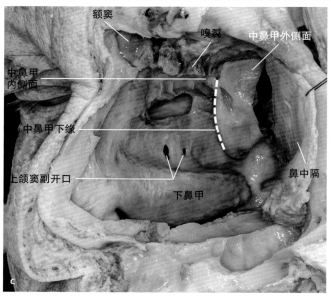

图 9.1 摘除左侧半面、眶内容物，暴露鼻腔后的解剖。a. 右侧鼻腔外侧壁。b. 中鼻甲（MT）垂直部分从颅底、水平部分附着于眼眶的位置剥离后。取出中鼻甲骨，中鼻甲则像一本"书"一样打开。仔细观察中鼻甲的两个面，中鼻甲外侧面和中鼻甲内侧面，以及起始于中鼻甲水平部分的中鼻甲动脉。c. 中鼻甲黏膜瓣插图。白色虚线表示连接中鼻甲内、外侧黏膜的中鼻甲下缘黏膜

- 中鼻甲黏膜瓣切口从中鼻甲垂直部分开始，自上而下。高频电刀的使用功率设定为10W（图9.2a）。
- 小心地从前往后剥离中鼻道黏膜，直至暴露中鼻甲骨的后界。在中鼻甲鼻侧面进行类似的剥离操作。
- 于中鼻甲垂直部分和中间部分的附着处做一个切口，使鼻甲仅附着在其水平部分（即黏膜瓣蒂）。
- 内镜下使用剪刀在颅底（垂直附着）处横断中鼻甲。如若未行后组筛窦切除术，则该切口沿中间部分附着处向后、向下延伸。
- 在分离中鼻甲与颅底的连接时，应离断鼻甲的所有3层结构，即中鼻甲外侧黏膜、中鼻甲骨质和中鼻甲内侧黏膜（垂直部分）（图9.2b）。
- 至此，中鼻甲骨质仅附着在其下缘的黏膜上，下缘黏膜刚好对应中鼻甲内外侧之间的黏膜。
- 此时，中鼻甲像一本"书"一样打开，并从黏膜附着处下缘轻轻取出骨瓣（图9.2c）。
- 最后，骨质去除后的中鼻甲黏膜瓣可用于颅底重建。
- 为了增加黏膜瓣的范围，可以在中鼻甲的水平部分周围做360°环形切口。小心地分离中鼻甲的水平部分，直到识别出蝶腭动脉。如需行进一步松解，可将黏膜瓣分离至翼腭窝及上颌动脉。

9.5.2 重建

- 在筛骨顶部缺损的修复过程中，向上移动黏膜瓣，使骨膜面与颅底接触（图9.2d）。
- 对于蝶骨平台或蝶鞍部位的缺损，将黏膜瓣向后旋转。
- 放置好中鼻甲黏膜瓣后，将氧化纤维素片放置在黏膜瓣边缘，然后使用硬脑膜封闭剂和可吸收填塞物进行填塞。
- 图9.3展示了一个用复合中鼻甲黏膜瓣重建口腔 – 上颌窦瘘的手术示例。

9.6 术后管理

- 在术后1周、1个月和4个月时随访，行鼻腔清创术。
- 在术后第一次就诊（术后1周）时，主要进行清创以改善鼻腔呼吸，保留中鼻甲黏膜瓣周围的可吸收填塞物和结痂。
- 第1个月时可使用大量生理盐水进行鼻腔冲洗。
- 在术后第二次访视（术后1个月）时，在重建区域附近进行鼻腔清创，并检查黏膜瓣的愈合情况。
- 在随后的3个月内，可以根据实际需要使用大量生理盐水冲洗。患者可以到门诊进行第三次术后随访（术后4个月），以对愈合情况进行最终评估。此次访视后，根据患者的原发疾病、鼻腔是否结痂以及鼻窦炎等问题安排后续随访计划。
- 由于整个中鼻甲完全用于重建，因此与使用其他鼻内黏膜瓣相比，不会出现因软骨或骨质裸露所致的黏膜瓣供区相关的并发症。

9.7 并发症

- 由于黏膜瓣伸展范围有限，中鼻甲水平部分的广泛剥离可能导致中鼻甲供血动脉的撕脱。为了将这种风险降至最低，建议在蝶腭孔周围进行充分游离。
- 筛板在获取过程中断裂，随后出现脑脊液漏。
- 筛板附近的嗅束受损引起嗅觉减退或嗅觉缺失。
- 使用中鼻甲进行重建可能会影响通过鼻腔的生理性气流。

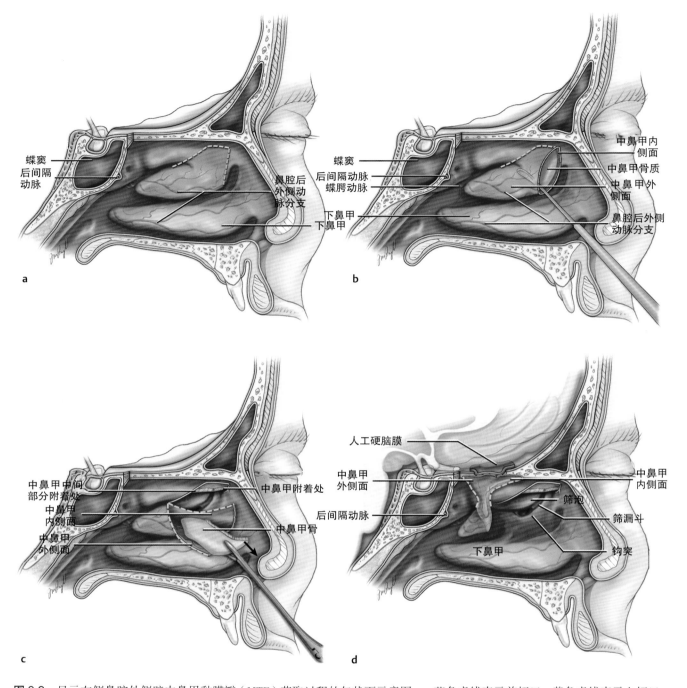

图 9.2 显示左侧鼻腔外侧壁中鼻甲黏膜瓣（MTF）获取过程的矢状面示意图。a. 蓝色虚线表示前切口；黄色虚线表示上切口。b. 首先做前切口，制造两个骨膜下黏膜下囊：其中一个位于中鼻甲外侧面，另一个位于中鼻甲内侧面。这个过程可使得中鼻甲骨质得以显露。c. 再做上切口将中鼻甲从颅底（垂直部分附着处）和眼眶（中间部分附着处）分离。最后将中鼻甲骨从黏膜下缘剥离并移除（箭头）。d. 使用中鼻甲黏膜瓣重建前颅底缺损的示意图

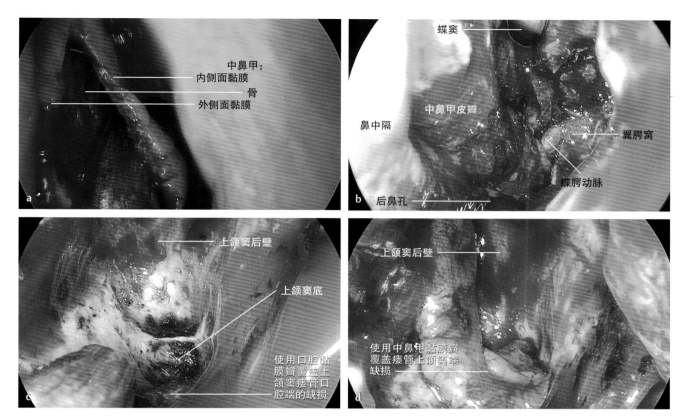

图9.3 一例口腔 – 上颌窦瘘患者使用复合中鼻甲黏膜瓣行上颌窦口重建的过程。患者之前做过7次手术，在使用口腔黏膜瓣修补瘘管口腔端的基础上，推荐使用鼻内黏膜瓣覆盖瘘管上颌窦端。术中照片通过0°内镜拍摄获得。a.展示左侧鼻腔中鼻甲黏膜瓣的前切口和沿中鼻甲外侧的骨膜下黏膜下囊的延伸。b.中鼻甲骨性结构附着于黏膜瓣，形成一个复合骨黏膜瓣。在中鼻甲水平部附着处周围做360°环形切口，提拉蝶腭动脉（SPA）旁的黏膜直至动脉暴露。行上颌窦造口术和黏膜瓣骨质松解术，切除蝶腭孔的骨性边界，使黏膜瓣充分向上颌窦底部移动。c.经唇 – 上颌入路切除上颌窦黏膜后的手术视野，可适当烧灼黏膜。旋转口腔内黏膜瓣以覆盖口腔端的缺损。d.将复合中鼻甲黏膜瓣覆盖上颌窦底部，由于之前的黏膜瓣充分松解，这个步骤不再困难。使用可吸收材料填充上颌窦，而后移动黏膜瓣覆盖缺损部位，轻轻加压

参考文献

[1] MacArthur FJ, McGarry GW. The arterial supply of the nasal cavity. Eur Arch Otorhinolaryngol. 2017; 274(2):809–815.

[2] Amin SM, Fawzy TO, Hegazy AA. Composite vascular pedicled middle turbinate flap for reconstruction of sellar defects. Ann Otol Rhinol Laryngol. 2016; 125(9):770–774.

[3] Tamura R, Toda M, Kohno M, et al. Vascularized middle turbinate flap for the endoscopic endonasal reconstruction of the anterior olfactory groove. Neurosurg Rev. 2016; 39(2):297–302, discussion 302.

[4] Prevedello DM, Barges-Coll J, Fernandez-Miranda JC, et al. Middle turbinate flap for skull base reconstruction: cadaveric feasibility study. Laryngoscope. 2009; 119(11):2094–2098.

[5] Chakravarthi S, Gonen L, Monroy-Sosa A, Khalili S, Kassam A. Endoscopic endonasal reconstructive methods to the anterior skull base. Semin Plast Surg. 2017; 31(4):203–213.

第 10 章　后基底鼻外侧壁黏膜瓣

Carl H. Snyderman and Paul A. Gardner

10.1　解剖

- 后基底鼻外侧壁黏膜瓣（后 LNWF）是以供应中鼻甲和下鼻甲的蝶腭动脉鼻外侧壁分支为血管蒂的，其中，下鼻甲支沿下鼻甲走行，沿途发出细小分支供应下鼻道和鼻腔外侧壁。
- 标准的黏膜瓣由覆盖下鼻甲的黏膜、位于下鼻甲附着物上方的鼻腔外侧壁黏膜和下鼻道黏膜组成（图 10.1）。
- 后基底鼻外侧壁黏膜瓣的血管蒂是从下鼻甲后部附着处至蝶腭孔的一小段。瓣蒂位于咽鼓管的前上方。
- 扩大后基底鼻外侧壁黏膜瓣可包含鼻底或鼻中隔黏膜（图 10.1）。这样可以极大地增加后基底鼻外侧壁黏膜瓣的表面积和覆盖范围。
- 鼻腔外侧壁动脉有一个优势下支，供应下鼻道和部分鼻底。解剖学研究表明，这些血管与鼻中隔动脉下支吻合（平均 3 条血管）。
- 鼻泪管在下鼻甲的覆盖下，通过下鼻道前界的鼻腔外侧壁进入鼻腔。

10.2　概论

- 2006 年，带血管蒂的鼻中隔黏膜瓣（NSF）的使用对术后脑脊液（CSF）漏发生率产生了极大影响，并逐渐成为大多数腹侧颅底缺损重建的主要方式。
- 对文献的系统回顾研究表明，相较于游离组织，使用带血管蒂的组织进行重建，可显著降低术后脑脊液漏的发生率。
- 若因为既往的手术牺牲了血管蒂，既往使用过鼻中隔黏膜瓣，或肿瘤累及了血管蒂或鼻中隔等情况，此时，鼻中隔黏膜瓣并不适用。替代性鼻内黏膜瓣包括中鼻甲黏膜瓣和后鼻甲黏膜瓣。中鼻甲黏膜瓣因其体积小、覆盖范围有限，因而很少使用。

10.3　适应证

- 后基底鼻外侧壁黏膜瓣，也称为下鼻甲黏膜瓣，最适合用于鞍区和斜坡缺损的重建。当鼻中隔黏膜瓣不能用或其他方式修复失败（如鼻中隔黏膜瓣坏死）时，后基底鼻外侧壁黏膜瓣是重建斜坡缺损的良好选择。
- 根据我们以往的手术经验，在 24 例患者中，有 6 例蝶鞍区和鞍上缺损、18 例颅后窝缺损使用后基底鼻外侧壁黏膜瓣覆盖。而对于那些由于鼻中隔黏膜瓣不可用（41.7%）、继发于鼻中隔黏膜瓣坏死的术后 CSF 漏（41.7%）以及需要额外血管化组织覆盖的术后 CSF 漏（16.6%）的病例，后基底鼻外侧壁黏膜瓣同样适用。
- 内镜下经蝶窦入路手术时，后基底鼻外侧壁黏膜瓣的血供通常能够得以保留。而在鼻中隔黏膜瓣不可用或之前已使用了鼻中隔黏膜瓣修补的手术病例中，后基底鼻外侧壁黏膜瓣可作为保留选项。
- 当既往手术或肿瘤累及蝶窦而影响鼻中隔黏膜瓣的使用时，可选择扩大后基底鼻外侧壁黏膜瓣。

10.4　局限性

- 由于下鼻甲骨游离困难，有导致骨碎片残留或黏膜撕裂的风险。
- 由于血管蒂较短，后基底鼻外侧壁黏膜瓣的活动度及延伸范围有限。
- 鼻甲部分的黏膜瓣保持其原有形状，与手术部位的缺损不吻合。
- 对于扩大黏膜瓣的使用，目前尚不清楚鼻中隔的血供是否足以支撑扩大的黏膜瓣。

10.5　手术技巧

- 手术时，后基底鼻外侧壁黏膜瓣只有在肿瘤切除后才能获取，因为其通常位于手术区域之外。在大多数矢状位入路手术中，这样可以有效避免其机

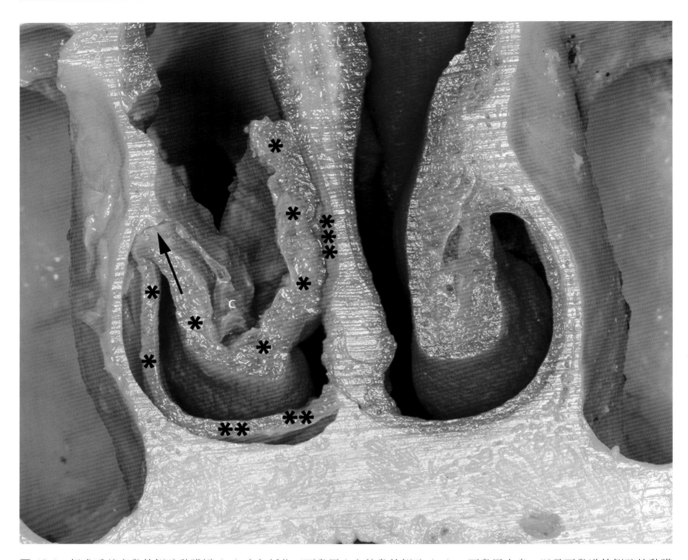

图 10.1　标准后基底鼻外侧壁黏膜瓣（＊）应包括位于下鼻甲上方的鼻外侧壁（C）、下鼻甲本身，以及下鼻道外侧壁的黏膜在内。它还可以通过包括鼻底（＊＊）甚至鼻中隔黏膜（＊＊＊）在内进一步扩大。鼻泪管（箭头）暴露后将其锐性横断，以保护下鼻道黏膜

械损伤。而对于冠状位入路手术，则应早期获取及移动血管蒂。

10.5.1 标准后基底鼻外侧壁黏膜瓣（视频10.1和视频10.2）

- 先切除部分钩突，再经中鼻道行上颌窦窦口开放。
- 使用延长针式电刀，将鼻腔外侧壁上方的上颌窦造口处切开，抵达鼻背时，切口沿着梨状孔的边缘向前延伸，并进入下鼻甲前附着处，再顺着切开至下鼻甲前端。垂直切口继续沿着下鼻道前界的梨状孔延伸至鼻底。然后，切口沿着鼻外侧壁和鼻底交界处向后延伸至咽鼓管。血管蒂位于下鼻甲的后附着处，可通过将切口维持在该水平以下来保存。为使黏膜瓣的活动度最大化，需将切口进一步延伸到血管蒂后方的咽鼓管上方（图10.2）。
- 下鼻甲骨表面不规则，且有黏膜骨膜紧密附着。鼻甲与鼻腔外侧壁的骨性连接处通常较薄且容易折断。因此，先将下鼻甲黏膜从骨性结构上剥离，然后再将下鼻甲与鼻腔外侧壁的骨性连接离断。
- 用剥离子从前到后分离黏膜骨膜。黏膜瓣的高度受前方鼻泪管的限制。用Kerrison咬骨钳去除上覆骨质，使鼻泪管完全暴露（图10.3）。
- 然后用显微剪将其快速切断。这必然会在黏膜瓣上留下一个可以缝合的小穿孔，但这通常不会产生显著影响，因为一旦黏膜瓣移位，穿孔就会定位在筋膜或骨质上。应最大限度地暴露黏膜瓣至下鼻甲后方的黏膜瓣瓣蒂的附着处。
- 可根据重建的需要，顺时针或逆时针旋转黏膜瓣。对于斜坡和鞍区缺损，黏膜瓣通常向下、向内旋转（左侧为顺时针方向；右侧为逆时针方向）（图10.2）。
- 覆盖下鼻甲的黏膜在行解剖分离后仍保持其原有形状，一旦移位，就会与骨骼不完全嵌合。功能上来说，它的作用更像是一座沟通鼻腔外侧壁与鼻底或鼻中隔黏膜的血管桥。
- 吲哚菁绿荧光造影有助于评估重建后黏膜瓣的血管密度。术后还可利用增强MRI评估黏膜瓣的存活能力（图10.4）。
- 重建过程中使用Gelfoam明胶海绵和Merocel膨胀止血棉提供支撑。

10.5.2 扩大后基底鼻外侧壁黏膜瓣

- 如需进一步扩大黏膜瓣的范围，可将鼻底的黏膜包括在内。其前切口从梨状孔边缘穿过鼻底，内侧切口位于鼻底和鼻中隔的交界处。后外侧切口从硬腭后缘横过鼻底。将黏膜瓣沿着鼻腔外侧壁向上剥离至咽鼓管的上缘，应特别注意避免损伤下鼻甲后附着处的血管蒂（图10.2b）。
- 当黏膜瓣转位时，将鼻底黏膜覆盖于硬脑膜缺损的上侧。
- 图10.5显示了用于前颅底重建的扩大后基底鼻外侧壁黏膜瓣的解剖结构。

10.5.3 带鼻中隔的扩大后基底鼻外侧壁黏膜瓣

- 后基底鼻外侧壁黏膜瓣还可通过包含鼻中隔黏膜进一步延长。在既往手术或肿瘤累及所导致蝶腭动脉的后鼻中隔支缺失但前鼻中隔黏膜得以保留时，可选择此方案。
- 在鼻中隔上做平行直切口，作为前后鼻底部切口的延伸。上切口与鼻中隔黏膜瓣切口相同，位于嗅黏膜下方约1cm处，但应包括中鼻甲前部和上鼻中隔的黏膜。

10.6 术后管理

- 高危患者应留置腰大池引流管（约10mL/h）3天，以降低术后脑脊液漏的风险。主要的预防措施还包括抬高床头、避免剧烈活动和擤鼻涕。
- 除非在内镜辅助下进行可视化操作，否则不得通过鼻腔留置管道（胃管）。
- Merocel膨胀止血棉鼻腔留置最长1周。在此期间，继续预防性使用第二代头孢菌素。
- 频繁使用生理盐水喷雾、灌洗可促进暴露骨质的黏膜化。
- 每隔数周应行1次鼻内镜检查，以去除松动的结痂，直至完全愈合（图10.6）。

10.7 并发症

- 由于重建的难度较大，术后脑脊液漏的风险较高，尤其是对于一些既往使用过鼻中隔黏膜瓣重建失

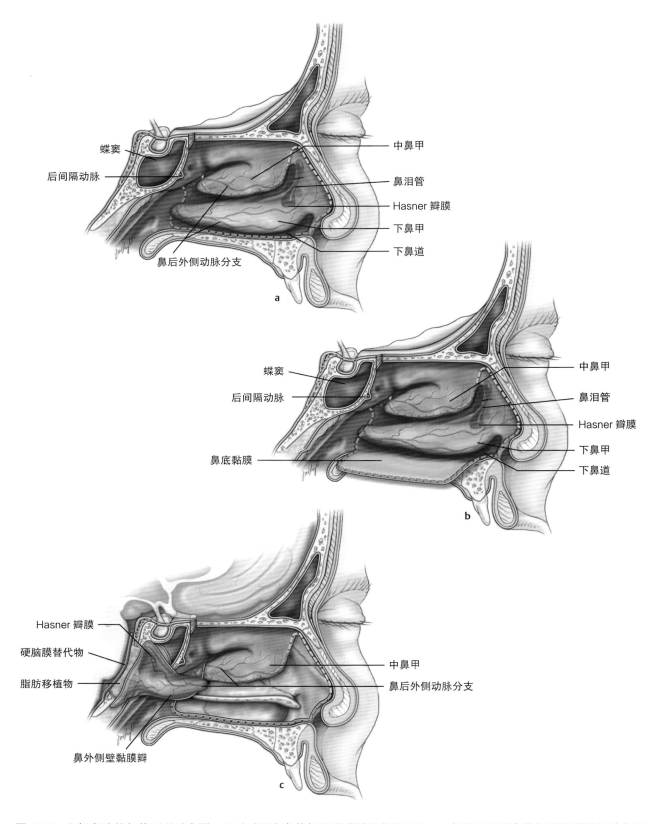

图 10.2　左侧鼻腔的矢状面观示意图，显示后基底鼻外侧壁黏膜瓣的获取过程。a. 标准后基底鼻外侧壁黏膜瓣的手术切口。绿色虚线表示下切口；蓝色虚线表示前切口；黄色虚线表示上切口。注意图中所展示的鼻泪管的锐利切口（黑色虚线）。这一步骤对于将黏膜瓣从鼻腔外侧壁提起尤其重要。b. 扩大后基底鼻外侧壁黏膜瓣还包括鼻底的黏膜。下切口的内侧界（绿色虚线）沿着鼻中隔和鼻底部之间的移行区。必要时，黏膜瓣可以进一步扩大至包括鼻中隔黏膜在内。c. 用于重建斜坡缺损的嵌入黏膜瓣

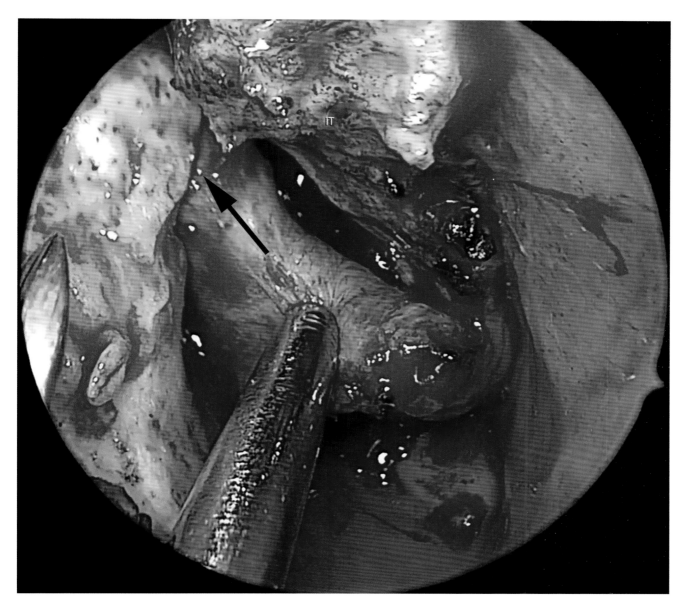

图 10.3　右侧下鼻甲（IT）的后基底鼻外侧壁黏膜瓣的分离。在暴露鼻泪管（箭头）后，为了防止其狭窄，将其锐性离断

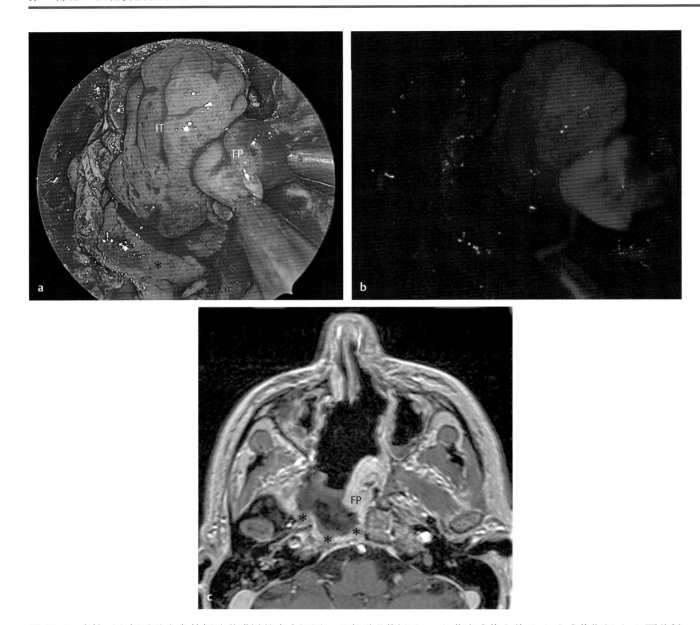

图 10.4　内镜下左侧后基底鼻外侧壁黏膜瓣的术中视图。观察吲哚菁绿（ICG）荧光成像之前（a）和成像期间（b）覆盖斜坡缺损的黏膜瓣，注意黏膜瓣蒂（FP）和下鼻甲（IT）的血管分布情况。黏膜瓣远端（＊）的摄取延迟。术后磁共振成像（MRI）证实了左侧后基底鼻外侧壁黏膜瓣的活力（c）

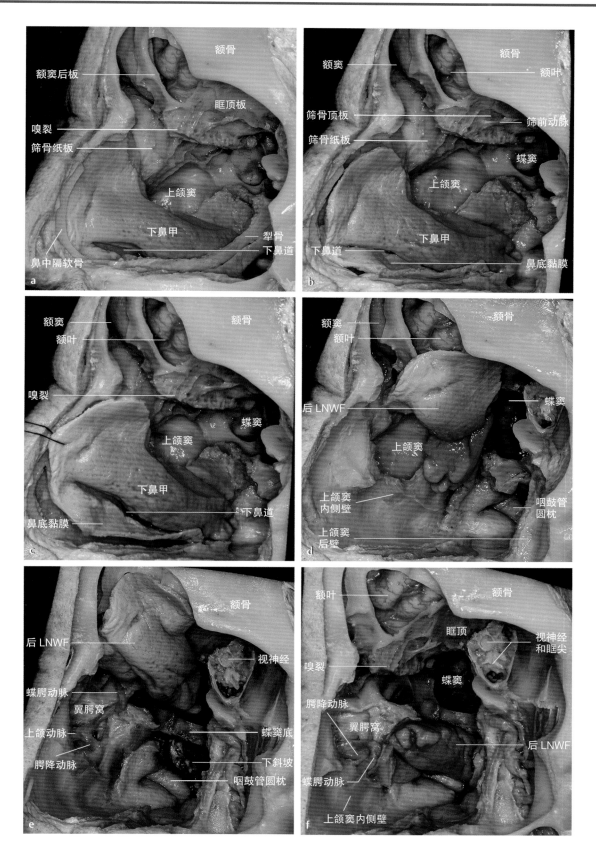

图 10.5 摘除左侧半面、眶内容物及暴露鼻腔后的解剖结构。a. 右侧鼻腔外侧壁。b. 沿着切口切开后获得的扩大后基底鼻外侧壁黏膜瓣（后 LNWF）。注意，此时鼻底黏膜包含在黏膜瓣上。c. 剥离黏膜瓣至骨膜下平面。d. 顺时针旋转黏膜瓣使之朝向前颅底。观察黏膜瓣的宽蒂。e. 与鼻中隔黏膜瓣类似，可通过瓣蒂松解，游离上颌动脉来增加黏膜瓣的伸展性。在这张照片中，将黏膜瓣向前移动以覆盖额窦后部的缺损。f. 逆时针旋转黏膜瓣进行斜坡重建

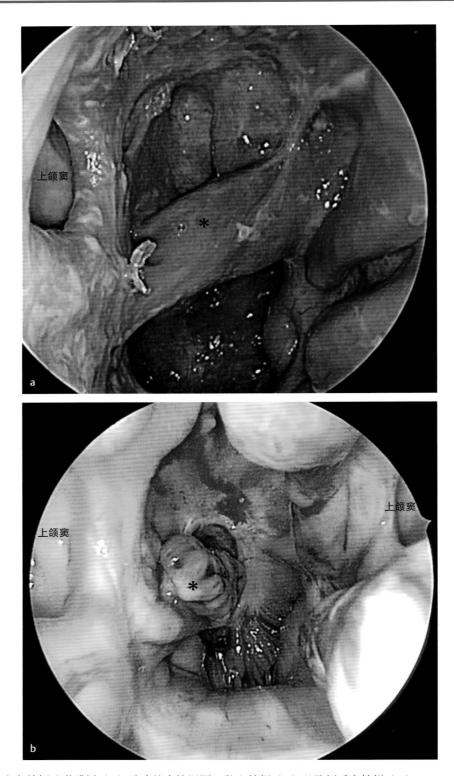

图 10.6 使用后基底鼻外侧壁黏膜瓣（＊）重建的内镜视图。鞍上缺损（a）以及颅后窝缺损（b）

败的大型斜坡缺损的病例。根据我们的手术经验，当由于鼻中隔黏膜瓣不可用而需行后基底鼻外侧壁黏膜瓣修补手术时，术后脑脊液漏的发生率为20%（2/10）。而在使用后基底鼻外侧壁黏膜瓣行术后脑脊液漏再修补的手术患者当中，脑脊液漏的复发率为29%（4/14）。少数病例使用了扩大后基底鼻外侧壁黏膜瓣进行修补。根据我们初步的经验：在5例患者中（其中2例包含有鼻中隔黏膜），仅有1例出现术后脑脊液漏复发。

- 根据我们的经验，绝大多数术后脑脊液漏的患者可通过调整黏膜瓣位置以及额外填充组织（脂肪或阔筋膜）得以解决。

- 当局部黏膜瓣重建失败时，肌瓣和颅骨膜瓣也是一种重建替代选择。

- 术后增强 MRI 显示 91.3% 的病例（21/23）出现后基底鼻外侧壁黏膜瓣的强化表现。没有黏膜瓣坏死的病例。黏膜瓣蒂的松动可能会增加黏膜瓣坏死的风险。

- 术后溢泪可能是由于鼻泪管瘢痕挛缩所致。这可以不使用电凝，而进行锐性分离鼻泪管来避免。我们认为没有常规放置泪道支架的必要。

- 经过可能长达数月的鼻腔结痂期，鼻腔外侧壁和鼻腔底部暴露骨质的黏膜化程度非常好。也没有观察到一些相关的鼻腔长期并发症，如空鼻综合征的发生。

参考文献

[1] Hadad G, Bassagasteguy L, Carrau RL, et al. A novel reconstructive technique after endoscopic expanded endonasal approaches: vascular pedicle nasoseptal flap. Laryngoscope. 2006; 116(10):1882–1886.

[2] Harvey RJ, Parmar P, Sacks R, Zanation AM. Endoscopic skull base reconstruction of large dural defects: a systematic review of published evidence. Laryngoscope. 2012; 122(2):452–459.

[3] Patel MR, Taylor RJ, Hackman TG, et al. Beyond the nasoseptal flap: outcomes and pearls with secondary flaps in endoscopic endonasal skull base reconstruction. Laryngoscope. 2014; 124(4):846–852.

[4] Fortes FS, Carrau RL, Snyderman CH, et al. The posterior pedicle inferior turbinate flap: a new vascularized flap for skull base reconstruction. Laryngoscope. 2007; 117(8):1329–1332.

[5] Harvey RJ, Sheahan PO, Schlosser RJ. Inferior turbinate pedicle flap for endoscopic skull base defect repair. Am J Rhinol Allergy. 2009; 23(5):522–526.

[6] Rivera-Serrano CM, Bassagaisteguy LH, Hadad G, et al. Posterior pedicle lateral nasal wall flap: new reconstructive technique for large defects of the skull base. Am J Rhinol Allergy. 2011; 25(6):e212–e216.

[7] Suh JD, Chiu AG. Sphenopalatine-derived pedicled flaps. Adv Otorhinolaryngol. 2013; 74:56–63.

[8] MacArthur FJD, McGarry GW. The arterial supply of the nasal cavity. Eur Arch Otorhinolaryngol. 2017; 274(2):809–815.

[9] Chabot JD, Patel CR, Hughes MA, et al. Nasoseptal flap necrosis: a rare complication of endoscopic endonasal surgery. J Neurosurg. 2018; 128(5):1463–1472.

[10] Lavigne P, Vega MB, Ahmed OH, Gardner PA, Snyderman CH, Wang EW. Lateral nasal wall flap for endoscopic reconstruction of the skull base: anatomical study and clinical series. Int Forum Allergy Rhinol. 2020; 10(5):673–678.

[11] Snyderman CH. Inferior turbinate flap. In: Snyderman CH, Gardner PA, eds. Master techniques in otolaryngology-head and neck surgery: skull base surgery volume. Philadelphia, PA:Wolters Kluwer; 2015:429–426.

[12] Choby GW, Pinheiro-Neto CD, de Almeida JR, et al. Extended inferior turbinate flap for endoscopic reconstruction of skull base defects. J Neurol Surg B Skull Base. 2014; 75(4):225–230.

[13] Wu P, Li Z, Liu C, Ouyang J, Zhong S. The posterior pedicled inferior turbinatenasoseptal flap: a potential combined flap for skull base reconstruction. Surg Radiol Anat. 2016; 38(2):187–194.

[14] Gode S, Lieber S, Nakassa ACI, et al. Clinical experience with secondary endoscopic reconstruction of clival defects with extracranial pericranial flaps. J Neurol Surg B Skull Base. 2019; 80(3):276–282.

[15] Geltzeiler M, Nakassa ACI, Turner M, et al. Evaluation of intranasal flap perfusion by intraoperative indocyanine green fluorescence angiography. Oper Neurosurg (Hagerstown). 2018; 15(6):672–676.

第 11 章 前基底鼻外侧壁黏膜瓣

Carlos D. Pinheiro-Neto, Luciano C. P. C. Leonel, Maria Peris-Celda

11.1 解剖

- 鼻外侧壁后部主要由鼻后外侧动脉（PLNA）供血，PLNA 是蝶腭动脉的一个分支。
- PLNA 分为下鼻甲（IT）和中鼻甲动脉。下鼻甲动脉是后基底鼻外侧壁黏膜瓣（后 LNWF）的蒂。
- 鼻外侧壁前部由鼻前外侧动脉（面部动脉分支）和筛前动脉的外侧支供血。
- IT 动脉在前行中直径增大，表明前循环对 IT 血管形成起重要作用。前基底鼻外侧壁黏膜瓣（前 LNWF）就是基于 IT 和鼻外侧壁的血管形成特点。
- 在冠状平面上横切 IT 时，可以看到明显的 3 层结构：内侧（鼻侧）黏膜层、外侧（鼻道侧）黏膜层和中间鼻甲骨质。
- IT 通常是松质骨，其小梁系统中容纳了鼻甲的大部分血液供应。
- IT 前部骨质较厚，而下界和尾部缺失。
- 鼻泪管开口（Hasner 瓣膜）是位于下鼻道前部的黏液皱襞，靠近 IT 头部的附着点。

11.2 概论

- 该黏膜瓣的主要解剖结构是 IT。
- 与后 LNWF 类似，该黏膜瓣也是根据缺损大小确定的。
- 条件允许的情况下，下鼻道 / 鼻底和鼻中隔的黏膜可增加该黏膜瓣的重建面积。
- 绝大多数情况下，前 LNWF 应暴露鼻泪管并且锐性横断。当颅底缺损较小时，黏膜瓣可以从 IT 的内侧表面或在下鼻道内切开从而避开 Hasner 瓣膜区域。
- 该黏膜瓣的蒂区较宽，对应于覆盖上颌骨升突的黏膜，即中鼻甲前方区域。
- 蒂区黏膜在上颌骨的升突和鼻中隔之间向鼻背上方抬高以改善其旋转。
- 在额窦颅骨化的情况下，鼻内重建更加复杂，因为

额窦后壁（后台）被完全去除，并且在额窦的前方贮存大量脑脊液（CSF）。前 LNWF 可以强化黏膜瓣，可作为一个应对大量 CSF 形成压力柱的有趣选择。

11.3 适应证

- 在前颅底缺损的情况下，当鼻中隔瓣膜或后 LNWF 不可用时，特别是当缺损非常靠前时，可以选择该黏膜瓣。
- 在额窦颅骨化的情况下，该黏膜瓣有助于密封对应于额窦凹陷的区域。
- 在额窦闭塞的情况下，该黏膜瓣可用于密封鼻内表面。

11.4 局限性

- 技术上完全切除 IT 骨具有挑战性。因为完全去除 IT 骨可能会撕裂黏膜，因此最好留有小块薄骨附着在黏膜瓣上。
- 抬高 IT 黏膜过程中可能出现严重出血。
- 鼻泪管横断会在黏膜瓣上留下一个破口。可以用脂肪 / 肌肉移植物缝合或填塞。如果可能，应避免将破口对着硬脑膜缺损。
- 由于该黏膜瓣蒂区宽而鼻背区域狭窄，故黏膜瓣转位后蒂区留下了一个庞大的组织。
- 如果额窦没有颅骨化或闭塞，瓣膜可能会阻塞额窦流出。

11.5 手术技术
11.5.1 取瓣

- 用 10W 的 Bovie 针尖电极沿 IT 头部前方的梨状孔做前切口。
- 如果黏膜瓣包含鼻底黏膜，则前切口要向鼻中隔方向延伸。条件允许的话，黏膜瓣也可以包括鼻中隔黏膜。
- 该黏膜瓣的上切口沿钩突前缘由上到下。然后，切

口沿后囟的方向往 IT 尾部延展。这个切口也适用于大部分钩突切除术和上颌骨造口术。

- 根据所需黏膜瓣的大小，可以在不同的层面做下切口：
  ○ IT 的下边界和仅包括鼻甲的内侧（鼻）面。在这种情况下，IT 在矢状面上被分开，只有它的内侧表面被抬高。使用钝性剥离器将 IT 的内侧表面从下面的骨骼抬起。由于在鼻甲的下缘和尾部没有骨头，因此使用内镜剪刀在这些区域的矢状面上切割 IT。IT 骨和鼻道表面附着在外侧壁上，保持下鼻道、Hasner 瓣膜和鼻泪管完整（图 11.1）。
  ○ 沿下鼻道 / 鼻底 / 鼻中隔的下切口。这种切口使得 IT 就像一本"书"一样打开，以增加重建表面积。重要的是在分离外侧壁黏膜前将鼻甲上黏膜抬高，这样可以在黏膜抬高期间保持鼻甲稳定（图 11.2）。需要结合使用 Cottle 解剖器、Kerrison 咬骨钳和直通钳去除 IT 骨。由于鼻甲尾部没有骨头,因此该区域应按原样与黏膜瓣结合。应该锐性横切鼻泪管。

- 在某些情况下，黏膜瓣下切口也可以不包含 Hasner 瓣膜。但会影响黏膜瓣的最终形状和尺寸。

- 上下切口沿 IT 尾部向后联合。

- 3 个切口完成后，从前切口（梨状孔）开始，在骨膜下平面从鼻外侧壁抬高黏膜，同时抬高 IT 内侧面，直至识别出上切口。

- 在暴露鼻道表面的黏膜 – 骨膜的情况下小心去除 IT 骨。该区域黏膜层非常薄，需要仔细解剖以避免撕裂。

- IT 的鼻道黏膜前部与鼻泪管相连。使用 Kerrison 咬骨钳暴露上方鼻泪管。然后在泪囊下方横断鼻泪管。

- 抬高下鼻道黏膜，直至到达黏膜瓣下切口。IT 与下鼻道外侧壁黏膜之间的过渡是撕裂风险高的区域，因为这两个区域之间呈锐角并且黏膜很薄。

- 最后，将上颌升突上的黏膜向鼻背方向抬高，以利于黏膜瓣的旋转。

11.5.2 重建

- 如果额窦没有闭塞或颅骨化，建议进行 Draf Ⅲ 额

窦切开术，以便通过对侧引流。

- 左侧黏膜瓣通常为顺时针旋转，右侧黏膜瓣为逆时针旋转。在这两种情况下，黏膜瓣的后部向上移动到前颅底（图 11.1c 和图 11.2c）。

- 放置黏膜瓣后，在其边缘涂上氧化纤维素片，然后是硬脑膜密封剂和可吸收包装。不可吸收填塞物通常放置在可吸收填塞物之后，特别是对于较大并且非常靠前的颅底缺损。放置鼻夹板以防止术后粘连。

- 图 11.3 显示了前 LNWF 的手术示例。

11.6 术后管理

- 术后 1 周、1 个月和 4 个月进行鼻腔清创手术。

- 术后第一次就诊（术后 1 周），去除鼻夹板并进行清创，主要是为了改善鼻呼吸。不要去除黏膜瓣周围的可吸收包装和结痂。

- 第 1 个月使用大量生理盐水冲洗鼻腔，以帮助去除可吸收填塞物和硬脑膜密封剂。

- 术后第二次就诊（术后 1 个月），在重建区域旁边进行鼻部清创并观察。

- 在接下来的 3 个月内，根据需要使用大量生理盐水冲洗。术后第三次就诊（术后 4 个月）最终评估愈合情况。之后根据基础疾病或患者是否有任何鼻结痂或鼻窦炎问题安排随访。

11.7 并发症

- 横断鼻泪管有溢泪的风险。如果患者出现溢泪并发症，则可能需要内镜下做泪囊鼻腔吻合术。

- 完全切除 IT 导致慢性鼻结痂和萎缩性鼻炎的潜在风险。

- 黏膜瓣的蒂阻塞额窦导致慢性额窦炎。

- 不慎打开下鼻道侧壁可导致上颌窦瘘和黏液再循环引起的慢性上颌窦炎。

- 在靠近 IT 尾部的黏膜瓣抬高过程中损伤腭大神经可导致腭和上颌牙齿麻木。

- 蝶腭动脉损伤可导致严重出血。

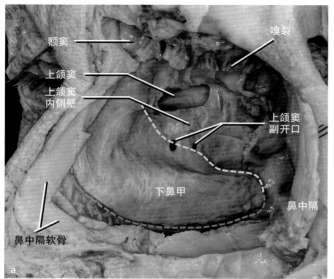
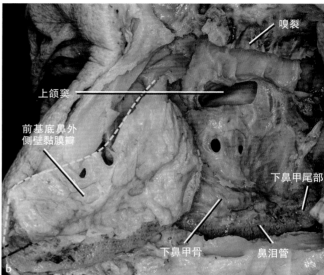
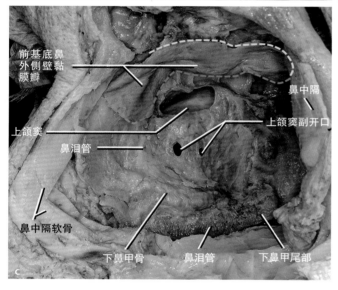

图 11.1　切除左侧面及眶内容物和解剖暴露鼻腔。a. 上颌窦造口术、筛窦完全切除术、蝶骨切开术和中鼻甲切除术后的右侧鼻壁。获取前基底鼻外侧壁黏膜瓣（前 LNWF）的切口线，包括下鼻甲（IT）的内侧（鼻）表面。蓝色虚线表示前切口；黄色虚线表示上切口；绿色虚线表示沿着 IT 下缘的下切口。b. 抬高黏膜瓣并暴露其骨膜下表面。保留了 IT 骨、IT 的外侧黏膜和鼻泪管。请注意，IT 的下边界和尾部没有骨骼。内镜剪刀锐性切开这些区域的 IT 鼻侧面和外侧面之间的黏膜。c. 右侧黏膜瓣逆时针旋转以覆盖前颅底

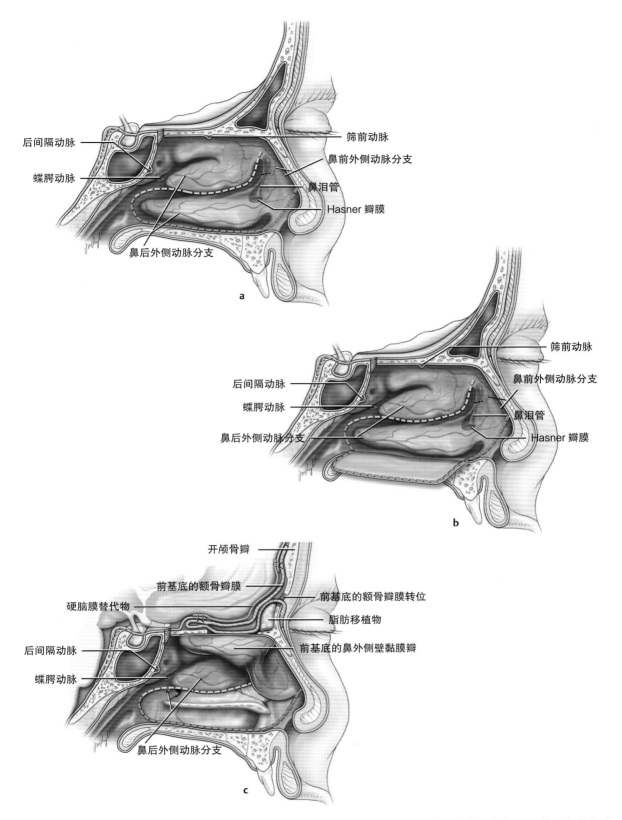

图 11.2　左鼻腔矢状视图的插图。a. 前基底鼻外侧壁黏膜瓣（前 LNWF）的切口。蓝色虚线表示前切口；黄色虚线表示上切口；绿色虚线表示沿下鼻道侧壁和鼻底之间过渡的下切口。b. 包括鼻底黏膜的前 LNWF。绿色虚线表示鼻中隔和鼻底之间过渡的下切口。在这两种情况下，下鼻甲（IT）都会像"书"一样打开，以增加其重建表面。它还需要横断鼻泪管以完全抬高侧壁的黏膜骨膜。c. 额窦颅骨化情况下内镜鼻内入路和双额开颅联合额窦开颅手术后，插入黏膜瓣可以加强颅底重建的前缘。额窦颅骨化增加了缺损前缘的脑脊液（CSF）压力，特别是在联合去除额窦底的术式中

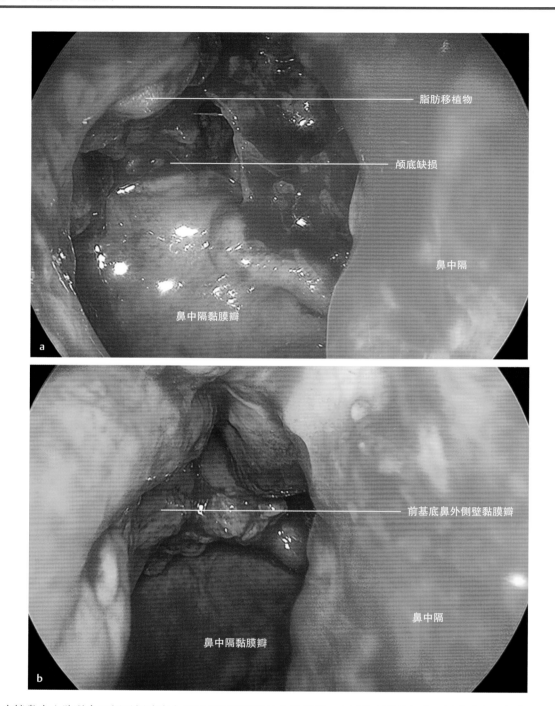

脂肪移植物

颅底缺损

鼻中隔

鼻中隔黏膜瓣

a

前基底鼻外侧壁黏膜瓣

鼻中隔

鼻中隔黏膜瓣

b

图 11.3　内镜鼻内入路联合双额开颅治疗大型前颅底脑膜瘤的临床病例。由于肿瘤累及额窦，因此进行了额窦颅骨化。最初，鼻中隔黏膜瓣（NSF）用于鼻内重建，颅骨膜瓣用于颅内重建。患者术后 2 周擤鼻涕后出现脑脊液（CSF）漏。在 CSF 漏修复过程中用 45°内镜在右鼻腔获得的术中图片（a、b）。a. 可以看到 NSF 已收缩，暴露最初填充在颅内额窦底处的脂肪移植物。b. 这个非常靠前的缺损是用前基底鼻外侧壁黏膜瓣重建的。这种重建只使用了下鼻甲的鼻侧面

参考文献

[1] Fortes FS, Carrau RL, Snyderman CH, et al. The posterior pedicle inferior turbinate flap: a new vascularized flap for skull base reconstruction. Laryngoscope. 2007; 117(8):1329–1332.

[2] MacArthur FJ, McGarry GW. The arterial supply of the nasal cavity. Eur Arch Otorhinolaryngol. 2017; 274(2):809–815.

[3] Murakami CS, Kriet JD, Ierokomos AP. Nasal reconstruction using the inferior turbinate mucosal flap. Arch Facial Plast Surg. 1999; 1(2):97–100.

[4] Gindros G, Kantas I, Balatsouras DG, Kandiloros D, Manthos AK, Kaidoglou A. Mucosal changes in chronic hypertrophic rhinitis after surgical turbinate reduction. Eur Arch Otorhinolaryngol. 2009; 266(9):1409–1416.

[5] Sahin-Yilmaz A, Naclerio RM. Anatomy and physiology of the upper airway. Proc Am Thorac Soc. 2011; 8(1):31–39.

[6] El-Anwar MW, Hamed AA, Abdulmonaem G, Elnashar I, Elfiki IM. Computed tomography measurement of inferior turbinate in asymptomatic adult. Int Arch Otorhinolaryngol. 2017; 21(4):366–370.

[7] Hadad G, Rivera-Serrano CM, Bassagaisteguy LH, et al. Anterior pedicle lateral nasal wall flap: a novel technique for the reconstruction of anterior skull base defects. Laryngoscope. 2011; 121(8):1606–1610.

[8] Matthews BL, Burke AJ. Recirculation of mucus via accessory ostia causing chronic maxillary sinus disease. Otolaryngol Head Neck Surg. 1997; 117 (4):422–423.

第四部分

鼻外瓣

IV

第 12 章　颅骨膜瓣

Laura Salgado-Lopez, Maria Peris-Celda, Carlos D. Pinheiro-Neto

12.1　解剖

- 头皮从浅到深依次为：皮肤、皮下层、腱膜层（外侧包括颞顶筋膜，上方为额肌前部的帽状腱膜，后方为枕肌）、腱膜下层（疏松结缔组织）和骨膜层（与颞筋膜相邻）（参见第 13 章中的图 13.1）。

- "颅骨膜"是一个外科术语，定义为位于颞上线之间的腱膜下层和骨膜层的组合。

- 额前部基底的颅骨膜瓣（PCF）通常以同侧眶上和滑车上神经血管束为蒂。

- 滑车上神经和眶上神经是三叉神经眼支的两个皮肤分支。眶上神经支配上眼睑的皮肤和结膜以及前额的大部分头皮区域，一些分支向后延伸以支配顶点和顶叶头皮的一小部分区域。滑车上神经支配上眼睑的皮肤和结膜以及下前额的皮肤。

- 眶上神经在眶缘附近分为 2~4 个浅支和深支，通常沿着眶上动脉分支平行走行，而滑车上神经在额部通常只发出一个沿着滑车上动脉走行的浅支。

- 眶上动脉和滑车上动脉都是眼动脉的终末支，从海绵窦顶出的颈内动脉床突上段分出。

- 眶上动脉和滑车上动脉的主干在眶顶下方走行，在眶上缘附近或上方分为浅支和深支。浅支走行于头皮的腱膜层，深支上行并以轴向方式供应颅骨膜。

- 总体而言，PCF 主要血供来自眶上动脉的深支，该深支起源于眶上缘水平（80%），也可以起源于眶上缘上 5.5~15mm（平均 8.5mm）（20%）的腱膜层再到颅骨膜。

- 眶上动脉和神经通过眶上缘的游离缘或距中线约 22.2mm 的眶上切迹或孔离开眶部。

- 滑车上动脉比眶上动脉小，随滑车上神经出眶，经额切迹或眶上孔内侧约 10.6mm，在眶上缘水平进入皱眉肌。

- 外侧颅骨膜也接受来自颞浅动脉额支（颈外动脉的终末支）的血液供应。

- 眶上动脉和滑车上动脉相互吻合，有时沿颞上线横向与颞浅动脉的深支吻合，形成颈内外动脉系统之间的吻合。

- 来自颅骨膜的深静脉和来自腱膜层的浅静脉均汇入眶上静脉的横向部分，在眶上缘附近或上方走行于两层之间，并在眶内角处与额静脉汇合形成角静脉。

- 面神经额支位于颧弓上方的颞顶筋膜正下方（或有时位于其中）、颞深筋膜浅层的表浅部位。

12.2　概论

- PCF 是鼻内皮瓣的重建替代品，已广泛用于前颅底和颅面重建。

- PCF 可以通过传统的冠状切口或内镜下形成，然后通过鼻上额骨切开术向内翻转以将颅内容物与鼻窦腔分开。

- 内镜下形成 PCF 的优点是供皮瓣区发病率较低，头皮切口减少，头皮水肿和疼痛最小。然而对于某些患者来说，冠状切口可能比眉间切口更美观。

- 术前计算机断层扫描（CT）分析可能有助于确定所需 PCF 的大小并方便切口规划，尤其是在微创内镜病例中。由于某些 PCF 的初始长度因组织挛缩和皮瓣旋转而变短，因此建议在预期长度上增加 20~30mm。

- 可以形成同侧眶上束和滑车上束的单个带蒂 PCF，也可以形成沿中矢状平面分开的两个皮瓣，每个皮瓣都基于其同侧神经血管束。

- 也可以形成从一条浅颞线到对侧浅颞线的、以眶上动脉和滑车上动脉为蒂的双侧广泛 PCF。这种设计更常用于开颅手术和联合入路。

- 选择单侧 PCF 时，建议眶缘处皮瓣蒂至少 30mm 宽，且皮瓣内侧不应横向延伸至中线以免损伤对侧血管继而不利于将来的补救手术。

- 可以使用头皮牵开器将 PCF 向后延伸至冠状切口，以达到中部和后部颅底的长度。

- 为保留 PCF 的动脉和静脉供应，必须注意不要分离距眶缘 10mm 以内的腱膜层和颅骨膜。

- PCF 比颞顶筋膜瓣更容易解剖，更接近前颅底，更适合前颅底缺损，且转移皮瓣不需要经翼突解剖。
- 由于 PCF 是非黏膜瓣，所以术后比鼻内黏膜瓣更容易形成结痂。非黏膜瓣的鼻内表面黏膜化需要较长的愈合期，结痂通常更黏附于皮瓣。在复杂的重建和联合方法的情况下，PCF 可以嵌入颅内，并且可以使用鼻中隔皮瓣来重新塑造 PCF 的鼻内表面。这将提高重建的强度，有助于黏膜化过程，并减少术后鼻结痂。

12.3　适应证

- PCF 是一种尺寸通用的皮瓣，非常适合用于前颅底缺损太大而鼻内皮瓣不够或者无法使用时。
- 经筛、经鞍背和某些经斜坡切除术后从额窦到上 1/3 斜坡的颅底重建。
- 因之前手术导致皮瓣不能重复使用，或者可用于鼻内皮瓣的组织受到肿瘤影响导致无皮瓣可用的大型前颅底缺损。
- 需要多个皮瓣的大型颅底缺损，例如从前颅底延伸到斜坡的缺损。
- 当需要开颅和内镜相结合时，可以使用 PCF 嵌体进行颅内重建，并使用鼻中隔皮瓣覆盖 PCF 的鼻内表面。

12.4　局限性

- 需要外部切口，可能存在并发症风险和影响美观。
- 切口后方头皮麻木。
- 既往对供皮瓣区的辐射。
- 颅面外伤，特别是眶缘骨折，或既往开颅手术可能会影响 PCF 的血液供应（如额下或眶上入路）。在这些情况下，对预期的皮瓣蒂进行术前多普勒超声评估可能有助于解决血管的通畅问题。
- PCF 后部可及蝶鞍/斜坡的上 1/3。中斜坡或下斜坡或脊柱缺损超出了 PCF 脉管系统的界限。对于需要局部血管化皮瓣的颅后窝缺损，颞顶筋膜皮瓣是更合适的选择。

12.5　手术技巧
12.5.1　经冠状切口形成颅骨膜瓣

- 从一侧到对侧耳前区域做头皮切口，从冠状缝后

1~2cm 处开始，并首先将其向后下方延伸至两侧的颞线。必须特别注意避免下面颅骨膜分离。
- 头皮切口尽可能最大限度地延长 PCF 的长度，同时提供卓越的美容效果，并避免损伤颞浅动脉的前支。颅骨膜切口可以放置在皮肤切口线的后面，这取决于缺损的大小。
- 切口从颞线到颞深筋膜浅层，再到双侧耳前区。
- 除外某些情况下可能需要双极电灼头皮止血，建议优先使用 Rainey 夹以避免过度烧灼和损伤毛囊。
- 头皮冠状切开后，确定腱膜层和腱膜下层之间的平面。PCF 中的腱膜下层（松散结缔组织）使皮瓣更加坚固。
- 抬高头皮，在双侧颞上线之间用剪刀从后向前将帽状腱膜与颅骨膜分开。在耳前区外侧，颞顶筋膜从颞深筋膜的浅层抬高。
- 通过筋膜分离保留面神经额支。距眶缘约 2cm 处颞深筋膜浅层做一个平行于额支走行的切口。暴露浅表颞脂肪垫，并在颞深筋膜两层之间的平面上安全地进行了解剖。神经浅行至颞深筋膜的浅层。
- 在前方，将头皮和下方的 PCF 分离直至获得足够长度的皮瓣，并在距眶缘至少 10mm 处停止。应谨慎将 PCF 与眶上缘附近的帽状腱膜额肌分离，以避免损伤滑车上神经血管束、眶上神经血管束和它们的吻合以及眶上横静脉。
- 然后将冠状瓣反折并用头皮拉钩向前固定。
- 如果需要增加 PCF 的长度，可以将冠状切口后的头皮抬高到帽状腱膜下平面，进一步暴露颅骨膜。
- 然后沿同侧颞线切开颅骨膜，将骨膜与颞深筋膜边缘分开。第二个切口可以在内侧平行切开，形成一个底部宽度超过 30mm 的皮瓣。向后做第三个切口以连接前两个切口后缘（图 12.1a）。
- 用钝器从后向前分离和抬高 PCF，注意不要使皮瓣穿孔。必须特别小心以防损伤从各自的孔/切迹或眶缘周围出眶的眶上神经血管束和滑车上神经血管。如果有完整的眶上孔，可用 3mm 骨刀做倒"V"形截骨术以释放眶上神经血管蒂，从而避免意外牵引损伤皮瓣蒂（图 12.1b）。
- 然后将 PCF 在冠状头皮瓣上向前翻转并在使用之前用湿纱布覆盖（图 12.2a）。
- 使用 3mm 高速钻在鼻根正上方进行 8mm × 20mm

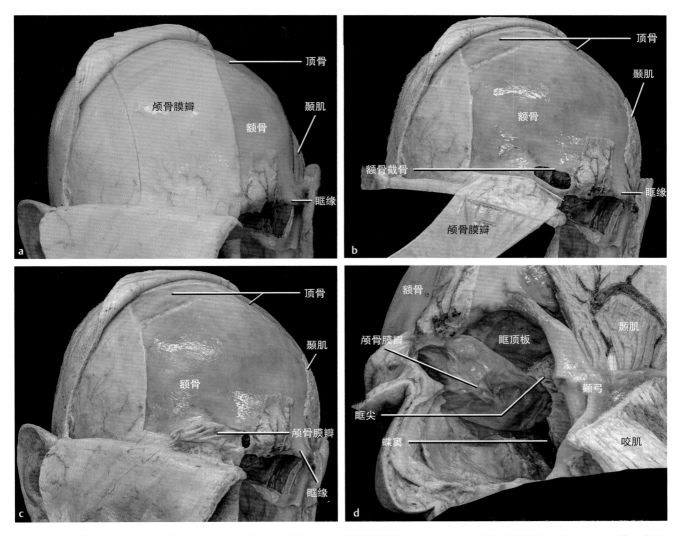

图 12.1　冠状入路并去除左侧半面和眶内容物后的解剖。a. 右侧颅骨膜瓣（PCF）。左侧颅骨膜瓣已去除。b. 通过鼻上额骨截骨术将 PCF 转位到鼻腔。c. 皮瓣转位的正面视图。d. 将 PCF 沿着前颅底嵌入嵌体

额骨截骨，将额鼻区域与鼻内切除部位连通（图12.1b 和图12.2a）。

- 如果之前没有做过，那么接下来可以做内镜 Draf III 额窦切开术以保留额窦引流并防止术后额窦黏液膨出（图12.3a）。

- PCF 通过额上截骨术小心地转移入鼻腔，避免神经血管蒂旋转（图12.1c）。颅骨膜的头皮侧表面被放置在缺损处，而与颅骨接触的较深表面形成皮瓣的鼻内表面。

- 使用合成硬脑膜替代物或阔筋膜嵌体覆盖缺损（图12.2b 和图12.3b）。

- 然后，应用 PCF 覆盖颅底缺损的骨边缘，并以硬脑膜外颅外覆盖的方式将其压平以避免无效腔（图12.1d、图12.2b 和图12.3b）。

- 将氧化纤维素片放置在 PCF 的边缘，然后涂上硬脑膜密封剂。

- 放置可吸收的鼻腔填塞物以支持 PCF 并填充鼻腔的上部。然后在每侧鼻腔底部放置不可吸收的可膨胀填塞物。

- 皮下置入引流管，彻底止血后，多层闭合冠状切口。

12.5.2 经内镜形成颅骨膜瓣

- 术前 CT 扫描分析可指导切口规划以形成最大化适当长度的皮瓣。

- 多普勒超声评估眶缘的同侧眶上动脉和滑车上动脉的轨迹并用记号笔标记。

- 在正中矢状面和颞上线之间的发际线后面做一个单侧 4~5cm 的冠状切口。

- 内镜下使用头皮牵开器将腱膜层与下层颅骨膜从后到前剥离。

- 继续向后切开以最大化 PCF 的长度。

- 然后在内镜直视下以与开放手术相同的方式用带有弯曲尖端的针尖烧灼切开颅骨膜。

- 然后将 PCF 从后向前抬高。

- 在眉间皮肤褶皱处做一个 10mm 的水平切口，并用针尖烧灼器向下解剖以暴露额骨。然后向下至鼻根，向上跨过额骨直到 PCF 将骨膜剥离。

- 鼻根上方的额骨充分暴露后，使用 3mm 高速钻头进行 8mm×20mm 截骨术，形成类似于标准冠状入路的骨窗。必须保护皮肤边缘免受钻头产生的热量的损伤，同时可以用内镜对钻头的尖端进行鼻内监测。

- 在内镜直视下，PCF 经眉间切口转位后经鼻上额骨骨窗进入鼻内手术区，转位时防止血管蒂扭转。

- 用阔筋膜或合成硬脑膜替代物置入重建后，将 PCF 展开并应用嵌体覆盖整个颅底缺损（图12.2b 和图12.3b）。

- 其余步骤与经冠状切口形成 PCF 的重建相同。眉间切口采用多层技术和皮肤皮内缝线闭合。

12.6 术后管理

- 在眶缘上使用任何敷料时必须小心，以免压迫血管蒂。

- 通常在 24~48h 后拔出皮下抽吸引流管。

- 术后 1 周、1 个月、3 个月和 6 个月进行鼻腔清创手术，根据鼻腔结痂的严重程度，可以更频繁或更长时间。

- 取出鼻腔填塞物之前持续使用抗生素。

- 在术后第一次就诊时轻轻取下不可吸收填充物。清除松散的结痂以改善鼻呼吸。在第一次清创过程中无须暴露皮瓣。

- 由于 PCF 是非黏膜皮瓣，因此通常在黏膜化期间会形成更多的黏附结痂。

- 术后 10 天拆线。

12.7 并发症

- 除了冠状切口后的头皮麻木外，也可能因损伤眶上神经导致额头麻木和感觉异常。

- PCF 的血管衰竭和坏死。

- 皮瓣形成区域的脱发，特别是由于切口损伤毛囊导致的脱发。

- 术后放射治疗会导致前额/前额区域的皮肤坏死或破溃。

- 抬高头皮时损伤面神经额支。

- 术后额窦阻塞引起慢性鼻窦炎或黏液囊肿。在皮瓣在颅底完全愈合后，可横断额窦流出道的皮瓣蒂以恢复额窦引流，同时不影响重建。

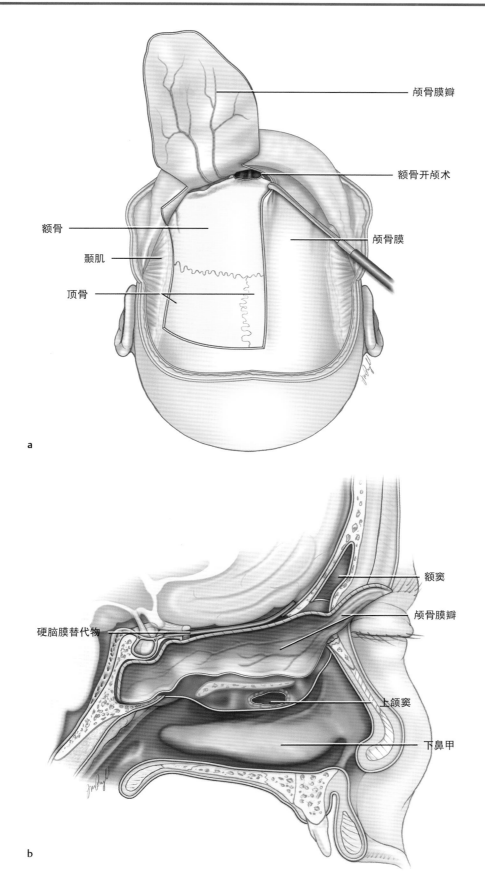

图 12.2　a. 冠状入路形成左侧颅骨膜瓣的示意图。注意通过前额截骨术将皮瓣转位到鼻腔。b. 矢状视图显示沿前颅底的皮瓣嵌入嵌体

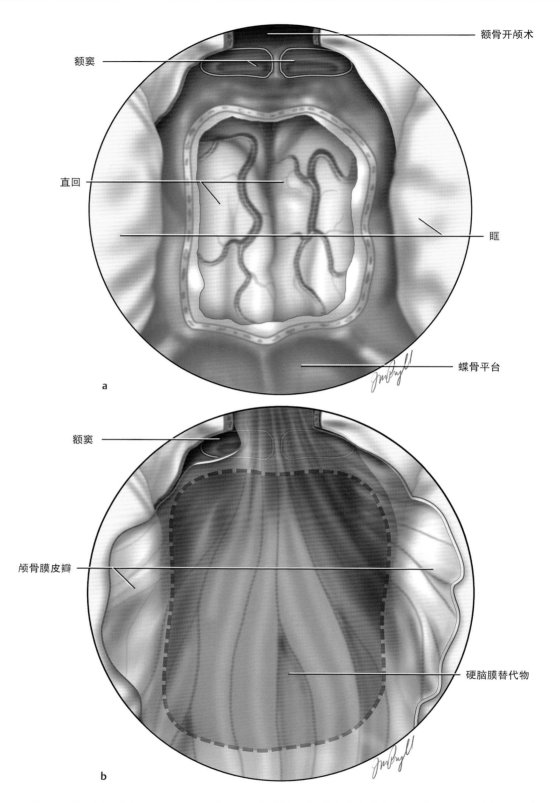

额骨开颅术

额窦

直回

眶

蝶骨平台

a

额窦

颅骨膜皮瓣

硬脑膜替代物

b

图 12.3 a. 前颅底切除后内镜鼻内视图。观察广泛的 Draf Ⅲ 额窦开放术和保留的额窦黏膜。b. 颅骨膜瓣（PCF）插图。皮瓣通过前额截骨术进行转位。将 PCF 放置于左侧额窦水平，这样可以允许右侧额窦引流。在 Draf Ⅲ 额窦开放术中去除额窦间隔允许左侧额窦通过对侧额窦引流。部分透明展示 PCF 以突出其与额窦和前颅底缺损（阴影虚线）的关系。缺损内的紫色代表嵌体的硬脑膜替代物。PCF 置于高位并覆盖整个颅底缺损、部分眶内侧壁和蝶骨平面

参考文献

[1] Safavi-Abbasi S, Komune N, Archer JB, et al. Surgical anatomy and utility of pedicled vascularized tissue flaps for multilayered repair of skull base defects. J Neurosurg. 2016; 125(2):419–430.

[2] Price JC, Loury M, Carson B, Johns ME. The pericranial flap for reconstruction of anterior skull base defects. Laryngoscope. 1988; 98(11):1159–1164.

[3] Yoshioka N, Rhoton AL, Jr. Vascular anatomy of the anteriorly based pericranial flap. Neurosurgery. 2005; 57(1) Suppl:11–16, discussion 11–16.

[4] Konofaos P, Soto-Miranda MA, Ver Halen J, Fleming JC. Supratrochlear and supraorbital nerves: an anatomical study and applications in the head and neck area. Ophthal Plast Reconstr Surg. 2013; 29(5):403–408.

[5] Zanation AM, Snyderman CH, Carrau RL, Kassam AB, Gardner PA, Prevedello DM. Minimally invasive endoscopic pericranial flap: a new method for endonasal skull base reconstruction. Laryngoscope. 2009; 119(1):13–18.

[6] Snyderman CH, Janecka IP, Sekhar LN, Sen CN, Eibling DE. Anterior cranial base reconstruction: role of galeal and pericranial flaps. Laryngoscope. 1990; 100(6):607–614.

[7] Zanation AM, Thorp BD, Parmar P, Harvey RJ. Reconstructive options for endoscopic skull base surgery. Otolaryngol Clin North Am. 2011; 44(5):1201–1222.

[8] Patel MR, Shah RN, Snyderman CH, et al. Pericranial flap for endoscopic anterior skull-base reconstruction: clinical outcomes and radioanatomic analysis of preoperative planning. Neurosurgery. 2010; 66(3):506–512, discussion 512.

[9] Smith JE, Ducic Y. The versatile extended pericranial flap for closure of skull base defects. Otolaryngol Head Neck Surg. 2004; 130(6):704–711.

[10] Yano T, Tanaka K, Kishimoto S, Iida H, Okazaki M. Reliability of and indications for pericranial flaps in anterior skull base reconstruction. J Craniofac Surg. 2011; 22(2):482–485.

[11] Fortes FS, Carrau RL, Snyderman CH, et al. Transpterygoid transposition of a temporoparietal fascia flap: a new method for skull base reconstruction after endoscopic expanded endonasal approaches. Laryngoscope. 2007; 117(6):970–976.

[12] Patel MR, Stadler ME, Snyderman CH, et al. How to choose? Endoscopic skull base reconstructive options and limitations. Skull Base. 2010; 20(6):397–404.

第 13 章　颞顶筋膜瓣

Carlos D. Pinheiro-Neto, Luciano C. P. C. Leonel, Felipe S. G. Fortes

13.1　解剖

- 颞顶区域由浅到深的分层结构（图 13.1）：
  - 头皮。
  - 皮下组织：皮下组织包含大量的腺体、毛细血管、毛囊和脂肪。
  - 帽状腱膜：在外科术语中，颞顶筋膜（TPF）是在颞上线水平以下的帽状腱膜的向下延续。颞顶筋膜代表颅顶部皮下肌筋膜系统（SMAS）在面部的延续。颞顶筋膜也被称为颞浅筋膜。
  - 颞顶筋膜深层的疏松结缔组织（帽状腱膜下的）。
  - 颞筋膜（外科术语称为颞深筋膜）分为深浅两层。这两层颞筋膜覆盖在颧弓和颞上线之间的颞肌外侧表面。在颞上线以上，两层颞筋膜与颞肌下方的骨膜融合相连。颞筋膜浅层附着在颧弓外侧，而颞筋膜深层附着在颧弓内侧。两者都与颧弓的骨膜相连。在颧弓的上方，这两层筋膜被颞浅脂肪垫隔开。
  - 颞肌。
  - 骨膜（颞上线以下）和骨膜（颞上线以上）。
- 颞肌起自颞窝，止于下颌骨的冠突。
- 颞顶筋膜（TPF）是一种坚韧的筋膜，与皮下组织表面的纤维隔膜相连，由于没有明确的手术层面，外科手术中分离这两层非常困难（图 13.2a）。
- 颞顶筋膜的血供来自表面的颞浅动脉（STA），它是颈外动脉（ECA）的终末分支之一。
- 颞浅动脉穿过下颌骨后方的腮腺，穿过颞骨颧骨突的后根，并在颧弓水平并入颞顶筋膜。
- 颞浅动脉到耳屏的平均距离为 16mm。在大多数患者中，颞浅动脉在颧弓水平分为前（额）支和后（顶）支；但是，分叉点可以在颧弓的上方或者下方。
- 通常会有 1~2 条静脉在颞浅动脉表面伴行。
- 面神经额支穿过颧弓外侧表面并沿颞筋膜浅层走行，然后立即深入颞顶筋膜（TPF）（图 13.1）。
- 部分颞肌（颧弓以下）位于颞下窝（ITF）内，形成颞下窝的外侧边界。ITF 是位于上颌骨后方、翼状板外侧的不规则间隙。颞肌和颞深脂肪垫位于颧弓的下方，颞深脂肪垫是颊脂肪垫向上的延续。
- 翼外侧肌和内侧肌位于颞肌内侧的颞下窝内。

13.2　概论

- 颞顶筋膜瓣（TPFF）薄而柔韧，蒂长且血管丰富，是头颈部重建最可靠的瓣膜之一。
- 在内镜经鼻入路中，当鼻内黏膜瓣无法应用时，TPFF 可用于颅底腹侧重建。
- 由于 TPFF 并不是黏膜瓣，在术后往往会形成更多结痂，因为它需要更长的时间来使筋膜瓣的鼻腔内面黏膜化。
- 鼻内镜手术中 TPFF 翻转用于颅底重建时，不仅包括颞顶筋膜，还包括其表面的帽状腱膜，以保证足够的长度能够翻转进入鼻腔。
- 打开颞部 - 颞下软组织隧道，将 TPFF 翻转入鼻腔。
- 通过将 TPFF 翻转入鼻腔，不需要颌面部开颅，即可重建腹侧颅底。
- TPFF 的蒂部位于耳屏的正前方，在冠状面几乎与斜坡处于同一水平。这使得斜坡区也成为该皮瓣的理想重建区域，因为通过颞部 - 颞下隧道将该瓣膜直接覆盖至鼻咽部。
- TPFF 是一个 2~4mm 厚的圆拱状的纤维结缔组织膜。在圆拱的顶部区域，呈扇形自耳前区延伸，其表面积可达 17cm × 14cm。
- 在确定最终的缺损面积后，制作 TPFF 翻转入鼻腔。
- 除非有禁忌证，应在颅底缺损的同侧制作 TPFF。
- 这样可以充分利用之前的头皮切口。

13.3　适应证

- 当鼻腔内的黏膜瓣无法获得时。
- 适用于以下部位的重建：
  - 斜坡区域的缺损。
  - 颅颈交界区。

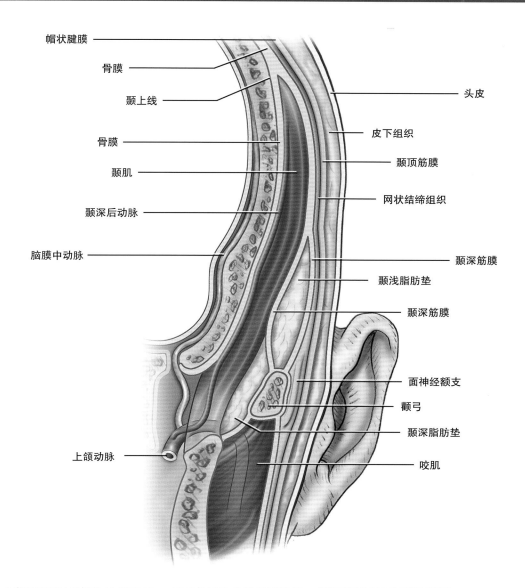

帽状腱膜

骨膜

颞上线

骨膜

颞肌

颞深后动脉

脑膜中动脉

上颌动脉

头皮

皮下组织

颞顶筋膜

网状结缔组织

颞深筋膜

颞浅脂肪垫

颞深筋膜

面神经额支

颧弓

颞深脂肪垫

咬肌

图 13.1 左侧颞顶叶区域图（冠状面），显示各层及关键解剖结构。颞顶筋膜也称为颞浅筋膜

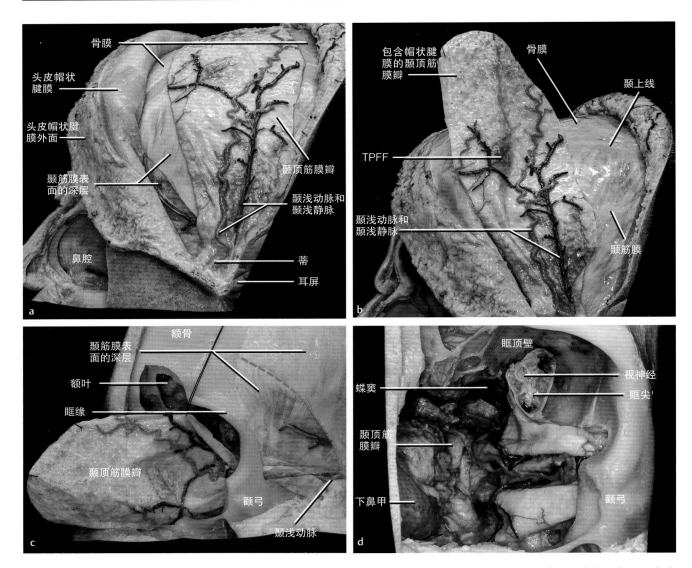

图 13.2 扩大半冠状切口后的解剖结构。为了更好地展示颞顶筋膜瓣（TPFF）转位入鼻腔，图中切除了左半侧面部及眶内容物。a. 展示了颞顶筋膜瓣的血管结构，该瓣由颞上线下方的颞顶筋膜（TPF）和上方的帽状腱膜组成。注意皮瓣切取后头皮中没有帽状腱膜/颞顶筋膜。b. 将瓣膜从颅底和颞深筋膜浅层向上提。c. 颞肌前瓣膜转位。注意沿颞深筋膜浅层的斜切口（绿色虚线），以便沿筋膜间隙分离。该切口在眶缘后方至少 2cm 处进行，以避免损伤面神经额支。通过颞浅脂肪垫（图中已移除）的筋膜间隙剥离也保护了面神经，它从浅层延伸到颞深筋膜的浅层。d. 使用前路转位瓣膜覆盖斜坡区。这条通路在颞肌和翼状肌组织的前方，无须钻取翼状板

○颞下窝。

○眶部缺损。

- 当颅骨膜瓣无法获得时应用其重建前颅底缺损。

13.4 局限性

- 它需要应用半冠状切口经过颞下窝将筋膜瓣翻转入鼻腔。
- 颞顶筋膜瓣与皮下组织之间没有明确的分离层面。
- 颞顶筋膜瓣与皮下组织分离后,头皮切口封闭困难。

13.5 手术技巧

13.5.1 内镜辅助经颞下窝入路

- 内镜下经颞下窝入路为颞顶筋膜瓣旋转开辟了通道。

后方通道

- 如果之前没有因颅底病变进行过手术,则需要进行完整的前、后筛窦切除术和比较大的上颌窦造瘘术。
- 上颌窦瘘口后方的鼻腔黏膜被抬高,在蝶腭孔可确认蝶腭动脉(SPA)。
- 自蝶腭动脉,应用高速磨钻和 Kerrison 咬骨钳去除腭骨的眶突和上颌窦后壁,逆行到达翼腭窝(PPF)。
- 去除覆盖在翼腭窝(PPF)内容物表面的骨膜,就可以确认颞下窝的内侧和外侧边界。
- 由腭降动脉和腭大神经形成的神经血管束在其向下垂直走行的过程中可被从骨性管道中分离出来,将后内侧上颌骨部分磨除后,腭降动脉和腭大神经可以被向下移位直至鼻底。此步骤将有助于 PPF 的内容物向侧方移位和翼突内侧板的暴露。
- SPA 下方的腭骨垂直板也被移除。
- 充分磨除骨质可以将 PPF 的内容物向下移位,显露翼突的根部和翼突。
- 横向切断翼管神经可进一步向侧方扩大显露翼突的根部。手术中除非必要,否则在颞顶筋膜瓣翻转进入鼻腔时应保留翼管。
- 用高速钻头磨除部分翼突内外侧板,可以增加颞顶筋膜瓣翻转的空间。
- 颞顶筋膜瓣翻转入鼻腔的入口:由腭降动脉和腭大神经形成前界;后界是咽鼓管;上方边界是翼管

神经;下方边界是软腭。

- 在这个通道中,瓣通过翼状肌组织翻转,使其成为斜坡和颅颈交界区重建的理想选择(图 13.3a)。

前方通道

- 采用该技术可不必暴露和磨除翼突内外侧板。
- 暴露翼腭窝和颞下窝骨膜的方法与后方通道类似。但是,采用前方通道,不需要磨除翼突内外侧板,因此,不需要移位腭降动脉和腭大神经。
- 建议采用唇下经上颌入路以横向扩大上颌窦后壁的开口。
- 沿着包裹翼腭窝和颞下窝的骨膜切开,应注意避免损伤上颌动脉(MA)。这个切口是颞顶筋膜瓣进入鼻窦区域的入口。
- 经前方通道,颞顶筋膜瓣位于上颌窦的后方及翼状肌的前部。
- 经前方通道,颞顶筋膜瓣可用于眼眶、颞下窝、斜坡和前颅底重建。
- 对于斜坡和颅颈交界区的缺损,颞顶筋膜瓣位于腭降动脉和腭大神经的前方,然后翻转向斜坡。
- 与后方通道相比,前方通道的优点是无须磨除翼突内外侧板,而且翼腭窝内神经血管损伤的风险更小。形成前方通道更加容易和快捷。
- 对于重建斜坡和颅颈交界区的缺损,前方通道的缺点是需要更长的颞顶筋膜瓣。与前方通道相比,后方通道提供了从筋膜蒂部到斜坡更直接的路径(图 13.3b)。

13.5.2 颞顶筋膜瓣获得和翻转

- 颞顶筋膜瓣取自同侧的颞下窝。
- 半冠状切口向下延伸至毛囊水平。必须注意避免伤及切口下方的蒂部。
- 可行扩大的半冠状切口,将切口延长至对侧颞上线。这样可以获得更长的瓣。
- 皮肤和皮下组织被逐步分离抬起,颞顶筋膜附着在头皮深层,由于颞顶筋膜和皮下组织之间没有明确的界面,分离困难。为避免损伤面神经额支,分离必须在眶缘后方约 2cm 处停止。
- 充分显露颞顶筋膜和帽状腱膜后,从上、前、后3 个方向切开筋膜。

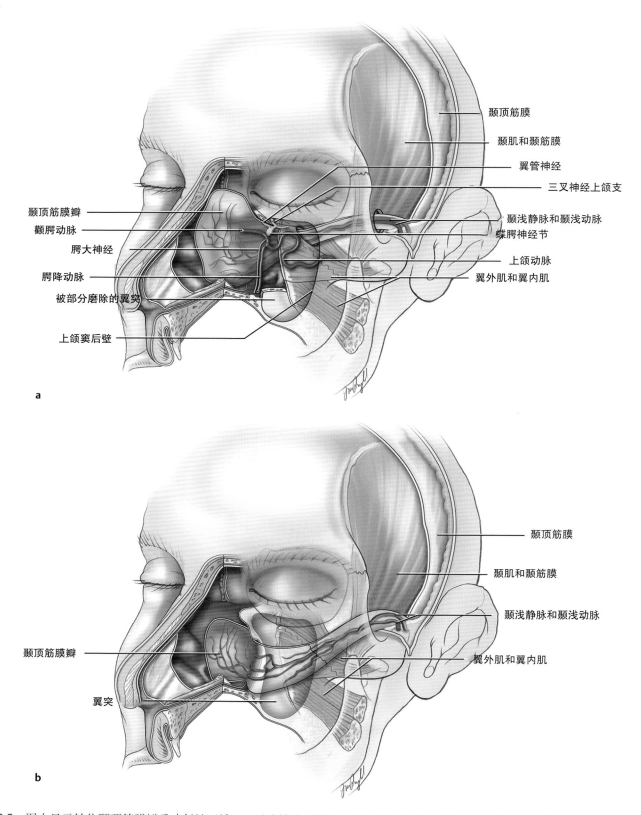

图 13.3 图中显示转位颞顶筋膜瓣重建斜坡区域。a. 后路转位。使用经皮气管切开术扩张器，通过颞肌和翼状肌组织，通过颞窝到鼻咽建立隧道。进入鼻咽的入口点窗口是在部分切除翼板后创建的，位于腭降动脉/腭大神经和咽鼓管之间。b.前路转位。注意从颞窝到颞肌前的上颌窦的瓣。将颞顶筋膜瓣放置在翼状肌组织和翼板前方，然后向后转向斜坡。在这种情况下，无须解剖腭降动脉／腭大神经或钻出翼板

- 上方切口，无论带或不带有骨膜（颞上线以上的部分瓣）都应该仔细分离抬起瓣。
- 在分离颞顶筋膜的过程中一直持续到颧弓的下方，以便最大限度地暴露颞筋膜浅层。
- 平行于面神经额支走行方向在眶缘后方约 2cm 处切开颞筋膜浅层，经过这个切口暴露颞浅脂肪垫，并沿着筋膜间进行剥离，进一步向前分离抬高头皮。面神经的额支在这个平面的表面。
- 在区域头皮的前方进行分离，可广泛暴露颞筋膜的深层（图 13.2）。

后方通道

- 在颧弓水平，颞筋膜深层被切开，暴露出颞深脂肪垫，进入 ITF 和翼状肌。
- 导丝通过颞肌 / 翼状肌进入鼻腔。导丝通过先前制备的翼突骨窗（翼突外侧板和内侧板）进入鼻腔。
- 随后使用经皮气管切开扩张器通过导丝钝性分离翼状肌，制备一个比较大的软组织隧道，避免皮瓣受压。
- 然后将筋膜瓣上缘固定在导丝上，将导丝从鼻腔轻轻拉出，将颞顶筋膜瓣翻转入鼻腔。外部操作有助于皮瓣通过隧道，重要的是要避免皮瓣的长轴扭转，因为这可能会影响其血液供应。
- 插入引流管后封闭外部切口。

前方通道

- 经前方的通道翻转筋膜瓣，不是在颧弓水平切开颞筋膜深层，而是将颞肌从眶外侧缘自前向后方分离，暴露眶外侧壁。
- 将颞肌向后牵开，应用内镜经颞下窝向下探查至眶下裂，直至确认并扩大上颌窦后壁的开口。
- 颞肌前缘部分切除可扩大用于翻转的软组织隧道，降低瓣受压风险。
- 瓣可轻易翻转至上颌窦，位于翼状肌和腭降动脉 / 腭大神经的前方。

13.5.3　重建

- 去除缺损边缘的所有黏膜。
- 放置人工硬脑膜或阔筋膜。
- 对于斜坡的缺损，应用硬脑膜替代物重建后，放置

游离脂肪填补斜坡区的残腔。
- 颞顶筋膜瓣放置在缺损位置。
- 对于较大的缺损，在放置筋膜瓣后应用生物胶密封硬脑膜，随后才是放置可吸收或不可吸收填塞物。
- 皮下组织用 2-0 缝线（强生）缝合半冠状切口。由于没有颞顶筋膜 / 帽状腱膜，建议连带真皮一起缝合。仅缝合皮下脂肪而没有下面的 TPF/ 帽状腱膜或浅表真皮几乎不可能接近切口，然后用订皮机钉皮。另一种选择是只使用进行全层缝合的缝线缝合。

13.6　术后管理

- 术后随访：术后 1 周、1 个月、3 个月、6 个月进行鼻腔清理，根据鼻腔结痂的严重程度，清创次数可增加，随访时间可延长。
- 术后第一次随访清理时应去除松散的结痂，以改善鼻腔的呼吸。在第一次清创过程中无须暴露筋膜瓣。
- 由于颞顶筋膜瓣不是鼻腔黏膜瓣，与鼻腔的黏膜瓣相比，它更容易形成粘连性结痂。
- 留置的引流管通常术后 24~48h 内拔除。
- 术后 10 天拆线（缝线或订皮机缝合的切口）。

13.7　并发症

- 颞顶筋膜瓣从皮下组织分离过程中对毛囊的损伤，会导致患处脱发。
- 分离头皮时面神经额支损伤。
- 腭大神经损伤引起的腭部麻木。
- 眶上神经损伤引起的干眼症。
- 由于三叉神经上颌支（V2）损伤引起的面部麻木。
- 在瓣翻转或覆盖咽鼓管鼻咽口时损伤咽鼓管导致咽鼓管功能障碍。
- 瓣翻转时上颌动脉的损伤。

参考文献

[1] Casoli V, Dauphin N, Taki C, et al. Anatomy and blood supply of the subgaleal fascia flap. Clin Anat. 2004; 17(5):392–399.

[2] Pinar YA, Govsa F. Anatomy of the superficial temporal artery and its branches: its importance for surgery. Surg Radiol Anat. 2006; 28(3):248–253.

[3] Cavallo LM, Messina A, Gardner P, et al. Extended endoscopic

endonasal approach to the pterygopalatine fossa: anatomical study and clinical considerations. Neurosurg Focus. 2005; 19(1):E5.

[4] Fortes FS, Carrau RL, Snyderman CH, et al. Transpterygoid transposition of a temporoparietal fascia flap: a new method for skull base reconstruction after endoscopic expanded endonasal approaches. Laryngoscope. 2007; 117(6):970–976.

[5] David SK, Cheney ML. An anatomic study of the temporoparietal

fascial flap. Arch Otolaryngol Head Neck Surg. 1995; 121(10):1153–1156.

[6] Lee DD, Kenning T, Pinheiro-Neto CD. Use of composite osteotemporoparietal fascia flap for midface reconstruction after en bloc resection of squamous cell carcinoma involving the zygomaticomaxillary complex. Plast Reconstr Surg Glob Open. 2016; 4(8):e835.

第 14 章　鼻外复合瓣：颅骨膜瓣和骨颞顶筋膜瓣

Carlos D. Pinheiro-Neto and Maria Peris-Celda

14.1　解剖

- 第 12 章和第 13 章分别回顾了颅骨膜瓣（PCF）和颞顶筋膜瓣（TPFF）的解剖。
- 每个复合瓣的血供与其对应的软组织皮瓣相同。
- 在重建手术中，颅骨是骨移植的常见供体。顶骨和额骨是最常用的。
- 额骨和顶骨有外层皮质骨、海绵状松质骨和内层皮质骨。
- 额骨是较厚的颅骨。
- 冠状线位于额骨和顶骨之间。
- 顶骨较厚的区域位于人字缝前方 2cm 处。
- 矢状缝位于双侧顶骨之间，作为对应上矢状窦的标志。

14.2　概论

- 颅骨骨移植的优点是在颅面重建过程中容易获得，因为它邻近术区，可以获得较大的移植物，且供体部位相对无痛。
- 颅骨膜瓣和骨颞顶筋膜瓣都是复合瓣，都要保留一块颅骨附着在各自的复合瓣上。
- 在松质骨内进行劈开取骨，将外层皮质与内层皮质进行分离，保持其与带血管蒂的瓣的附着和骨膜完整。
- 该技术提供了额外的支撑，特别是对于头颈部的骨缺损。
- 这种瓣具有相对均一厚度骨板，有助于在较差的受体部位恢复可存活的骨性框架。
- 髂骨、腓骨、桡骨、肋骨和肩胛骨的游离移植物也都是可以作为头颈部重建的选择，但据报道带血供的瓣更可靠，感染率更低，并可以做到早期的骨性融合。
- 游离瓣需要血运重建，需要专业的显微血管吻合技术和较长的手术时间。
- 颅骨复合瓣不需要显微血管分离和吻合。它们邻近

缺损部位，可以作为局部皮瓣使用，保留来自颅骨周围和颞顶筋膜（TPF）内穿支的血管。

- 颅骨骨瓣（OPF）的骨性成分取自矢状窦旁冠状缝正前方的额骨，以避免损伤上矢状窦。如果需要更长的蒂部，OPF 的骨性成分可以从顶骨中取出。
- 骨颞顶筋膜瓣（OTPFF）的骨性成分取自颞上线与正中矢状面之间的顶骨或额骨。
- 骨颞顶筋膜瓣的骨性成分可从对侧采集，避开中线矢状窦，保留比较长的蒂部翻转至鼻腔。对于大多数颧骨或眶骨重建，瓣的骨性成分可以从同侧留取。
- 骨颞顶筋膜瓣的骨性成分实际上是附着在骨膜上的，骨膜仍然与帽状腱膜和颞顶筋膜相连。请参考第 13 章的图 13.1 来回顾这个区域的各层解剖学。

14.3　适应证

- 颅骨骨瓣复合瓣主要用于治疗眶、上颌、腭、下颌骨及颧骨缺损。
- 这些瓣可能用于前颅底重建或斜坡缺损。

14.4　局限性

- 在邻近颈动脉、视神经等神经血管结构附近谨慎使用硬性重建。
- 与标准的颅骨膜瓣（PCF）或颞顶筋膜瓣（TPFF）相比，它需要一个更大的隧道来翻转到鼻腔。
- 矢状窦和颞肌限制了可放置到斜坡缺损的骨性结构的面积。如果需要更大面积的骨性成分，则可以将颞肌的一部分留在附着处，将 TPF 连接到获取的骨性结构上。

14.5　手术技术

- 颅骨膜瓣和骨颞顶筋膜瓣的瓣获取技术分别与标准 PCF 和颞顶筋膜瓣的获取技术相似。
- 在瓣上画出所需骨性成分的形状和大小，由外向内逐步分离骨膜或帽状腱膜／颞顶筋膜，直到其到达

中心的标记区域。

- 此时，用高速钻头行"U"形截骨术，"U"形的开口部分朝向蒂部（近端）（图 14.1a 和图 14.2a）。
- 在截取的过程中，用牵开器小心牵开骨膜或帽状腱膜／颞顶筋膜。
- 一旦板障沿着"U"形切开过程中显露出来，使用弯曲骨刀和弯曲的钻头将外皮层与内皮层分开。
- 最后，用骨刀将近端外层皮质（"U"形截骨术的开放部分）分开，骨性成分保持与骨膜或帽状腱膜／颞顶筋膜相连，后者通常向蒂部分离。

重建

- 应用复合瓣修复颅骨缺损。
- 将 OPF 翻转至鼻腔需要更大的鼻腔上方额部开颅术。
- 对于前颅底重建，理想情况下应将骨放置在眼眶上方。骨的前后尺寸应小于缺损的前后尺寸。
- 复合瓣的骨膜面保持在上方，朝向大脑／重建部位。应采集对侧 PCF 并放置覆盖物以覆盖 OPF 的骨性成分（图 14.1b）。
- 不建议将复合瓣旋转，使其与骨面相对，以免导致蒂扭转和瓣坏死。
- 有一种可以用来覆盖复合瓣的骨性成分并避免使用另一个瓣的技术是采集额外的颅骨骨膜或 TPF，用这些额外的组织包裹骨性部分。边缘被缝合，骨性成分被包裹的颅骨骨膜或 TPF 完全包裹然后进行重建（图 14.2b）。

- 这是在翻转到鼻腔之前进行的，有助于防止在愈合过程中复合瓣的骨性成分暴露。
- 包裹技术是重建面部骨骼／眼眶缺损的理想方法，但应避免应用封闭硬脑膜内缺损，因为皮瓣会缺乏额外的组织来适当地填补骨和缺损之间的间隙。
- 在颅颌面重建中，如果可能，可使用钛板和螺钉固定皮瓣的骨性成分（图 14.2c）。
- 图 14.3 为用于鼻重建的 OPF 手术示例。
- 图 14.4 显示了 1 例进行骨颞顶筋膜瓣进行颧骨上颌复合体重建的患者。钛网可用于颅骨供体部位的重建。

14.6　术后管理

- 保留皮下引流管 24~48h。
- 术后 10 天内拆除头皮钉。
- 术后随访：术后 1 周、1 个月、3 个月、6 个月分别进行鼻腔清理。

14.7　并发症

- 见 PCF（第 12 章）和 TPFF（第 13 章）的并发症。
- 取骨时累及颅骨内层皮质，导致硬脑膜撕裂、脑脊液（CSF）漏，可能造成脑损伤。
- 如果离正中线太近，矢状窦损伤会导致灾难性的并发症，包括因静脉栓塞导致的死亡。
- 术后患者放疗导致骨性成分发生放射性骨坏死的可能性。

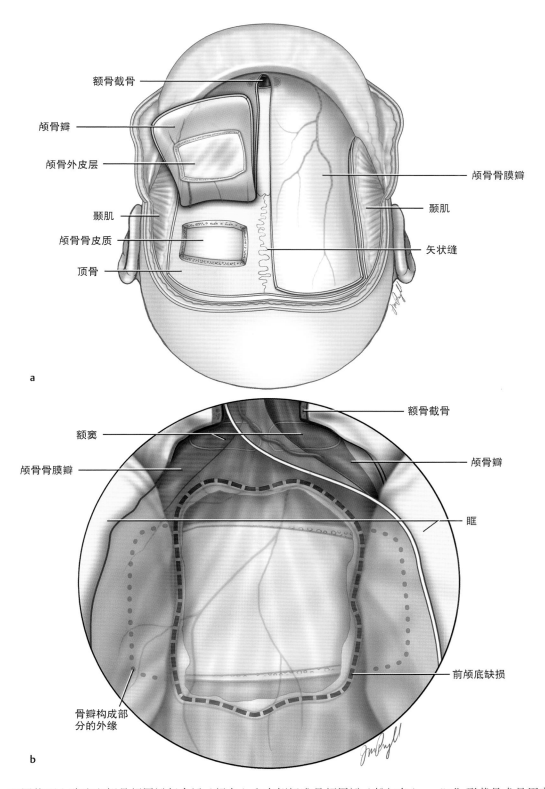

额骨截骨

颅骨瓣

颅骨外皮层

颞肌

颅骨骨皮质

顶骨

颅骨骨膜瓣

颞肌

矢状缝

a

额窦

颅骨骨膜瓣

额骨截骨

颅骨瓣

眶

前颅底缺损

骨瓣构成部
分的外缘

b

图 14.1 a. 双冠状面入路取左侧骨颅周瓣复合瓣（绿色）和右侧标准骨颅周瓣（粉红色）。"U"形截骨术是用高速钻头沿瓣骨性部分的两侧和远端边界进行的。使用弯曲骨刀和弯曲钻相结合来分离颅骨的外层皮质和内层皮质。最后，用截骨器将近端外侧皮质分开。b. 通过额叶上截骨术置入皮瓣以覆盖前颅底缺损。首先，将复合瓣置换并置入嵌体。骨组成部分的外侧边缘位于眼眶顶部（虚线）。值得注意的是，骨性成分在其外侧尺寸上大于缺损，在其前后尺寸上小于缺损。由于骨不能完全覆盖缺损，存在两个间隙：前间隙和后间隙。复合瓣的颅周部分镶嵌在这些间隙上。因为复合瓣的外颅包膜是用来覆盖颅底缺损的间隙，不能用骨膜包裹骨，需要用第二个颅骨骨膜瓣（粉红色）覆盖整个缺损。虚线表示前颅底缺损。虚线外侧边缘的骨瓣放置在眶顶的顶部

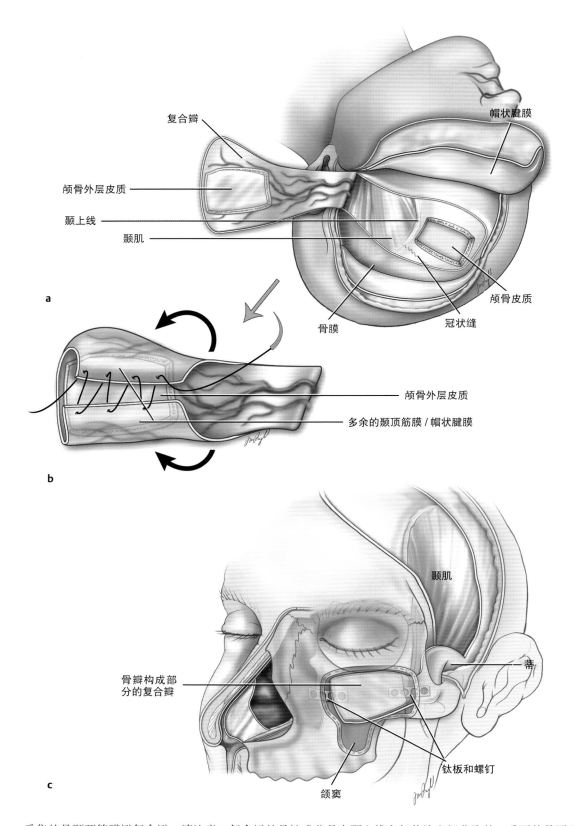

图 14.2 a. 采集的骨颞顶筋膜瓣复合瓣。请注意，复合瓣的骨性成分是在颞上线和矢状缝之间获取的。重要的是要避免靠近矢状缝的颅裂，因为有损伤上矢状窦的危险。"U" 形截骨术最初是为了暴露板障，从而创造出空间将外层皮质与内层皮质分开。b. 对于眶、腭或上颌的缺损，可以折叠并缝合外筋膜以包住复合瓣的骨性成分。这减少了骨外露的风险或需要第二块瓣，特别是瓣用于鼻窦或口腔。c. 插入复合瓣重建颞上颌复合体缺损。注意使用钛板和螺钉来固定复合瓣的骨性成分

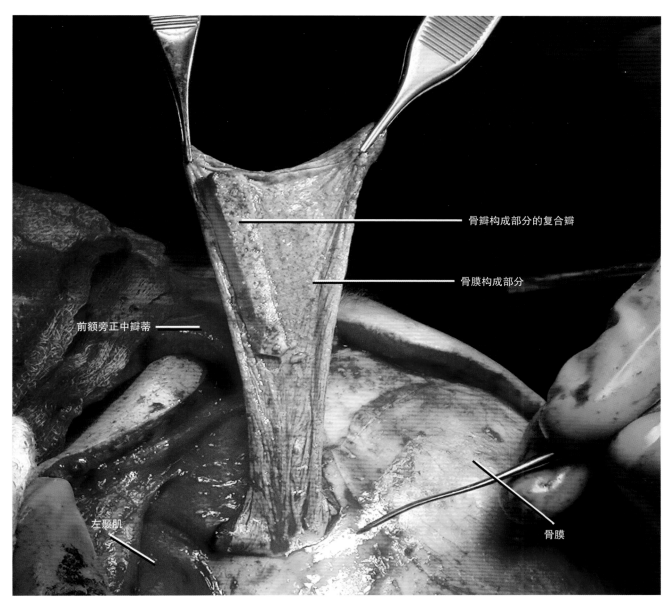

图 14.3　鼻部分切除术后用于鼻重建的骨膜瓣复合瓣的手术说明。右侧前额旁正中复合瓣用于皮肤覆盖。将额旁正中皮瓣切口的中上缘在冠状面延伸至对侧，取左侧复合瓣重建鼻（骨性成分）和鼻内膜（颅周成分）的框架

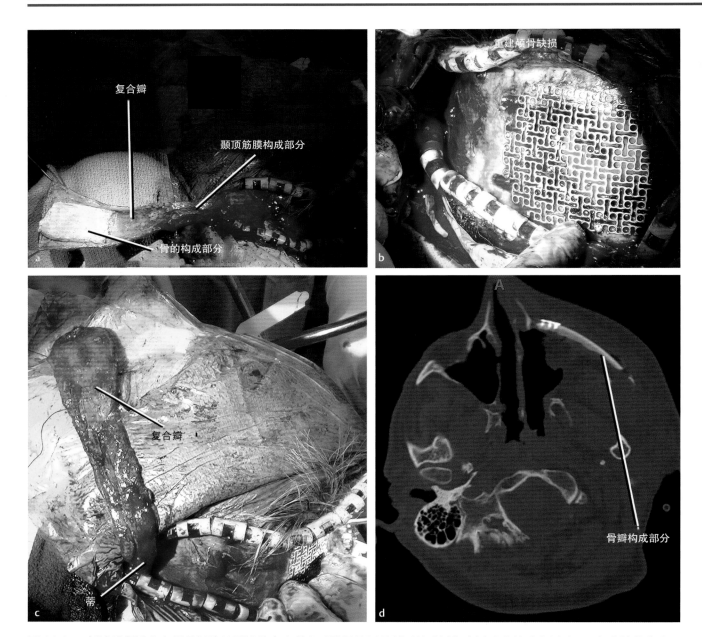

图 14.4　1 例涉及颧弓和上颌骨切除的恶性肿瘤患者术后缺损使用骨颞顶筋膜瓣复合瓣重建的手术展示。a. 复合瓣的获取。b. 用钛网重建颅骨供区。c. 复合瓣转位前，显示瓣向上颌旋转情况。注意外筋膜被缝合以包裹骨性成分。d. 术后 4 个月轴位 CT 显示复合瓣骨性部分完整。观察用于固定骨的钛板

参考文献

[1] Moreira-Gonzalez A, Papay FE, Zins JE. Calvarial thickness and its relation to cranial bone harvest. Plast Reconstr Surg. 2006; 117(6):1964–1971.

[2] Engle RD, Butrymowicz A, Peris-Celda M, Kenning TJ, Pinheiro-Neto CD. Split-calvarial osteopericranial flap for reconstruction following endoscopic anterior resection of cranial base. Laryngoscope. 2015; 125(4):826–830.

[3] Parhiscar A, Har-El G, Turk JB, Abramson DL. Temporoparietal osteofascial flap for head and neck reconstruction. J Oral Maxillofac Surg. 2002; 60(6):619–622.

[4] Davison SP, Mesbahi AN, Clemens MW, Picken CA. Vascularized calvarial bone flaps and midface reconstruction. Plast Reconstr Surg. 2008; 122(1):10e–18e.

[5] Davison SP, Boehmler JH, Ganz JC, Davidson B. Vascularized rib for facial reconstruction. Plast Reconstr Surg. 2004; 114(1):15–20.

[6] Lee DD, Kenning T, Pinheiro-Neto CD. Use of composite osteotemporoparietal fascia flap for midface reconstruction after en bloc resection of squamous cell carcinoma involving the zygomaticomaxillary complex. Plast Reconstr Surg Glob Open. 2016; 4(8):e835.

第 15 章　颞肌瓣

Roberto M. Soriano, C. Arturo Solares

15.1　解剖

- 颞肌（TM）起源于上颞线，经颧弓内侧向下延伸至下颌骨冠状突上。
- TM 位于颞窝，前界为构成部分眶侧壁的额颧缘。
- TM 向前附着于眶外侧缘和颞前嵴，其深面为颅骨骨膜。
- 由浅至深，TM 依次位于皮肤、皮下组织、帽状腱膜下层（疏松蜂窝结缔组织）、颞顶筋膜（TPF）和颞筋膜（TF）下方（请参阅第 13 章中的解剖部分）。
- 重要事项：面神经颞支（CN Ⅶ）穿过颧弓下的腮腺，并在越过颧弓后进入 TPF 深面。
- TF（或所谓颞深筋膜，DTF）直接覆盖在 TM 上。它向上延续为颅骨膜，并在约眶上缘的水平处分为深层和浅层，分别附着于颧弓的内、外侧。
- 颞浅脂肪垫（STFP）位于颞深筋膜的深层和浅层之间。
- TM 具有由颞深动脉（前支和后支）和颞中动脉提供的双重血液供应。
- 颞深动脉（DTA）是上颌动脉的分支，供应 TM 的前 2/3。它位于 TM 深面，在颅骨膜和 TM 之间。
- 颞中动脉是颞浅动脉（STA）的分支，起于颧弓下方，穿过颞深筋膜，提供 TM 的后 1/3 血液供应，并与 TM 内的颞深动脉吻合。
- 完全取材后的颞肌瓣的长度可达 12~16cm，厚度为 0.5~1cm，其血管蒂可旋转 135°。

15.2　概论

- Gillies 在 1917 年第一次使用真正的颞肌瓣（TMF）作为转移瓣，用于创伤后颧骨缺失的面中部畸形。
- 自首次使用以来，TMF 已用于口腔、腭部和上颌缺损的重建、面部表情重建、面中部充填和眼眶缺损修补。
- 更相关的是，它已被广泛用于重建各种颅底缺损，并被证明是一种可靠的替代重建方法。
- 颞肌瓣是一种不臃肿的、多功能、灌注良好的肌肉瓣，经过修整可应用于各种大小的缺损，并只会造成供区轻微的外形畸形，而几乎不会造成供区的功能损害。
- 此外，颞肌通常位于颅底缺损附近，可以在开放入路、显露术区时同时取材。
- 完整的颞肌瓣可以用于大的缺损。为适应小缺损，也可根据颞深动脉的前后分支劈开颞肌瓣。

15.3　适应证

- 完整的颞肌瓣（TMF）可以修补达 20cm^2 的缺损，而劈开的颞肌瓣（TMF）能可靠地修补最大 12cm^2 的缺损。
- 颞肌瓣（TMF）提供了中等厚度的肌肉组织，可用于修补颅前窝、颅中窝、颅后窝以及筛板、筛窦、蝶窦和眼眶的各种颅底缺损。
- 它是一种血供良好的带蒂瓣，能可靠地封闭大的颅底缺损。其可靠的血供，可以为将来的放射治疗提供坚强的屏障并隔绝颅内容物与上呼吸消化道。
- 它适用于需要中等厚度、柔软且便于修整的肌瓣的病例。
- 颞肌瓣（TMF）可用于眶内容物切除术后的一期重建，其外观效果尚可（图 15.1a）。
- 尽管颞肌瓣（TMF）在内镜手术中的应用有限，但类似于颞浅筋膜瓣，它适用于无法应用鼻中隔黏膜瓣的内镜手术患者。这些患者的鼻中隔黏膜可能由于之前的手术、肿瘤侵袭或放射治疗而无法使用。或者为了完整切除肿瘤，手术需要切除鼻中隔、翼腭窝或蝶窦而导致无法使用鼻中隔黏膜瓣（图 15.1b）。
- 如果要应用颞肌瓣（TMF），最好在术前评估以下内容：
  ○ 颞动脉循环（多普勒超声 / 触诊）。
  ○ 颞肌功能，咬紧牙时颞窝的明显膨出。

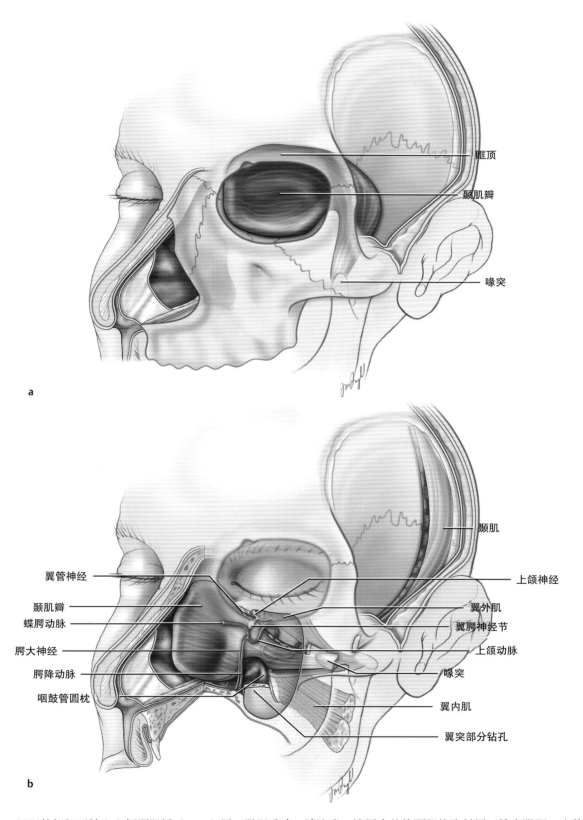

眶顶

颞肌瓣

喙突

a

颞肌

翼管神经

颞肌瓣

蝶腭动脉

腭大神经

腭降动脉

咽鼓管圆枕

上颌神经

翼外肌

翼腭神经节

上颌动脉

喙突

翼内肌

翼突部分钻孔

b

图 15.1　a. 经眶外侧切开转入左侧颞肌瓣（TMF）用于眼眶重建。请注意，该图中整块颞肌均取材用于填充眼眶。这种转位也可用于切除了眶顶的眶内容物切除术后、前颅底缺损的修补。b. 经颞下窝转入颞肌瓣（TMF）用于斜坡重建。请注意，该图中仅获取部分颞肌用于重建。通过截断并向内移位下颌骨喙突可以扩大肌瓣的覆盖范围。为了将肌瓣转位至斜坡，还需要磨除部分翼板以便在腭大神经 / 腭降动脉与咽鼓管之间创造一个窗口。通过这个窗口，肌瓣可以更直接地延伸到斜坡区

。颞下颌关节区及邻近区域的既往手术、创伤或放疗史。

- 如上所述，体查异常或阳性的创伤史或手术史即为应用颞肌瓣（TMF）的禁忌证。

15.4 局限性

- 取材需要外部切口。
- 可能需要截断颧弓。
- 相对于带血管的游离瓣，体积较小。
- 取用完整颞肌后会造成颞区凹陷。
- 主要用于开放颅底入路。

15.5 手术技巧

15.5.1 拓宽翼突通道

- 如果之前未行该操作，则必须在获取颞肌瓣（TMF）之前完成以下步骤。
- 先完全切除筛窦（包括前筛和后筛）并行上颌窦扩大开放术，然后切除上颌后壁以显露翼腭窝内容物。
- 之后结扎蝶腭动脉，自腭大管中游离腭大神经与腭降动脉神经血管束，分离翼管神经，去除上颌窦外侧壁，向下外侧移位翼腭窝内容物以暴露翼突骨板（图 15.2a）。
- 然后暴露并磨除翼突骨板的前部，以便在转位肌瓣时留出更大的空间（图 15.2b）。

15.5.2 获取颞肌瓣

- 从发际线后约 2cm 至耳屏前不超过 8mm 的耳前区域做半冠状切口，以防止面神经损伤（CN Ⅶ）。
- 作为替代方案，使用与半冠状切口相同的耳前切口，但上方仅沿上颞线做一个较小的切口（图 15.3a）。
- 在耳前区域应注意避免损伤颞浅动脉（STA）。
- 术区上部的解剖平面位于帽状腱膜与颅骨膜之间的帽状腱膜下层中（帽状腱膜向下方延续为颞顶筋膜，而颅骨膜延续为颞深筋膜）（图 15.3b）。
- 向前解剖至眶上嵴以掀起肌瓣上部。
- 再向下解剖，直到确认位于颞深筋膜（DTF）浅层深面的颞浅脂肪垫（STFP）的上缘，并沿其切开（图 15.3c）。沿颞浅脂肪垫深面的平面向下解剖

即可在保护面神经（CN Ⅶ）的同时到达颧弓（图 15.3d）。

- 再进行耳前区操作：切口向下经颞浅脂肪垫（STFP）的后部到达颧弓根，再沿颧弓建立骨膜下的解剖平面。
- 于骨膜下沿颧弓向前继续解剖。这有助于我们自颧弓上分离颞浅脂肪垫（STFP）和颞深筋膜（DTF）浅层，以保护沿颞顶筋膜（TPF）走行的面神经（CN Ⅶ）。颧弓内侧面也应自骨膜下解剖显露。
- 暴露颧骨后，向前沿颞嵴、向后沿上颞线切开颞深筋膜，以确定颞肌（TM）的轮廓。
- 然后于骨膜下钝性剥离，将颞肌（TM）和其深面的骨膜与颅骨分离。在此过程中，必须注意不要损伤颞深动脉（DTA）并保留肌瓣蒂部。
- 肌瓣获取后即可旋转和转位以填补缺损区域。
- 可以去除或截断内移下颌骨喙突以增加肌瓣的旋转弧度。
- 也可以切除颧弓，以便游离颞肌瓣（TMF），增加肌瓣长度，减少对肌瓣的损伤或切除下颌骨喙突。
- 如只需要部分颞肌瓣，手术可以用同样的方式进行。当肌瓣被掀起后，可以在冠状平面向后劈裂肌瓣：其前部用于重建，后部用于填充颞肌（TM）前部转位后留下的缺损。
- 获取肌瓣后，供区放置引流管并逐层缝合切口。

15.5.3 肌瓣转位和填入鼻内镜下鼻内重建（视频 15.1）

- 在扩大的鼻内切除手术后，颞肌瓣（TMF）可经翼突或经上颌转入鼻内。
- 先将颞肌瓣转入颧弓内侧，再经先前磨开的翼板前表面向前转入。
- 然后，像使用颞顶筋膜瓣（TPF）一样，将肌瓣移入鼻腔（图 15.4a、b）。
- 随后，置入首选的内层植入物，再将肌瓣转位覆盖在缺损外作为外层修补。
- 然后，消除肌瓣和颅底之间的无效腔，以防止肌瓣移位和术后脑脊液漏（图 15.4c、d）。
- 可以将可吸收止血材料如 Surgicel、组织胶和明胶海绵置于肌瓣表面。再填塞双侧鼻腔以支撑肌瓣。

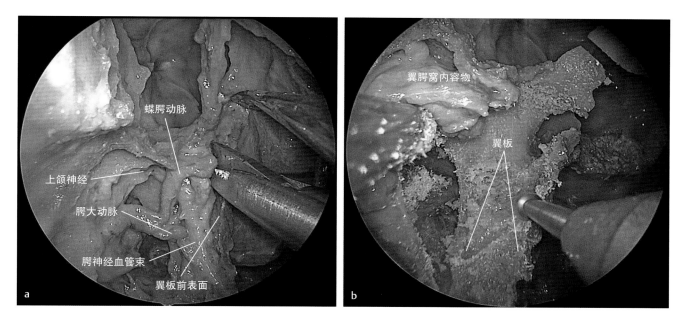

图 15.2　鼻内镜下解剖，展示在切除上颌后壁后显露右翼腭窝（PPF）内容物（a），以及外移翼腭窝（PPF）内容物后磨除翼突前壁（b）

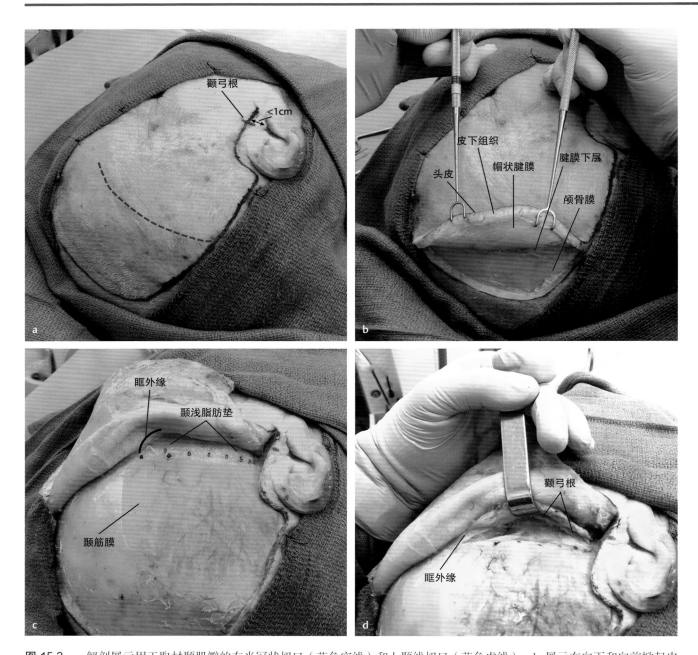

图 15.3 a. 解剖展示用于取材颞肌瓣的右半冠状切口（蓝色实线）和上颞线切口（蓝色虚线）。b. 展示在向下和向前掀起皮瓣之前必须确定的解剖平面。c. 展示掀起头皮皮瓣后显露颞浅脂肪垫（STFP）。d. 展示切开颞浅筋膜并经颞浅脂肪垫（STFP）解剖后显露颞弓（即颞深筋膜，DTF）

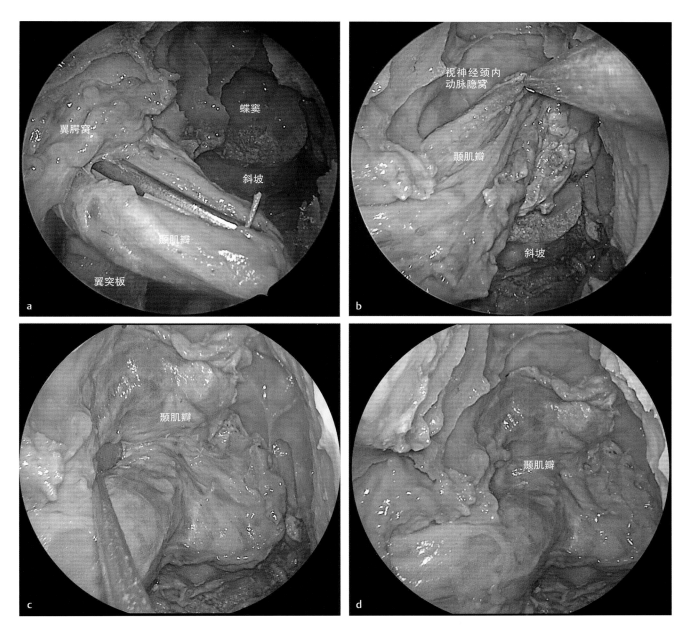

图 15.4　a. 解剖展示内镜下右侧颞肌瓣（TMF）的鼻内转位。注意肌瓣穿过翼腭窝内容物的后方，包括该层的腭大神经和腭降动脉。b. 在缺损处垫入肌瓣。c. 消除肌瓣和颅底之间的无效腔。d. 置入肌瓣覆盖鞍区和斜坡后的最终视图

眼眶重建

- TMF 可用于眶内容物切除后的眼眶重建以及修补累及眼眶壁的缺损。
- 在切除眶内容物、获取颞肌瓣（TMF）后，用电钻磨除眶侧壁行眶外壁切开术（图 15.5 a~c）。
- 这在颞窝与眼眶之间形成了一个可用于转位颞肌瓣（TMF）的通道。
- 之后经切开的眶外壁向内转移颞肌瓣（TMF）以填充眼眶缺损（图 15.5d、e）。
- 这也可以用于修补切除眶顶后产生的前颅底缺损。
- 如保留眼睑，可将其缝合到肌瓣上。否则需要采集全厚皮片，将其缝合于肌肉表面。

15.6　术后管理

- 手术引流管应放置在切口后方，以便充分引流。
- 如未使用颞窝植入物，术后第二天拔除引流管。
- 如使用了颞窝植入物，应考虑延迟拔除引流管。
- 术后第 10 天移除缝钉和 / 或缝线。
- 在口腔或鼻腔中不需要放置植入物。
- 鼻内颅底重建术后，需行鼻腔清创，直至肌瓣完全上皮化。

15.7　并发症

- 肌瓣坏死：
  - 非常罕见（失败率＜ 2%）。
  - 部分坏死及裂开率＜ 15%。
  - 由取材对血管蒂的损伤或肌瓣转位产生的严重张力引起。
  - 可通过仔细的骨膜下剥离、识别颞深动脉（DTA）、将颞肌瓣（TMF）切开形成前部肌瓣或去除颧弓以降低转位所需的张力来预防。
- 面神经损伤：
  - 额支（10% 为短暂损伤，4~5 个月恢复；3% 为永久损伤）。
  - 由手术过程中过度牵拉和 / 或对手术解剖缺乏经验引起。
  - 通过前述的充分解剖颞浅脂肪垫和暴露颧骨来预防。
  - 也可通过向前延伸半冠状切口，以减少牵拉头皮。
  - 术后面神经（CN Ⅶ）功能障碍的治疗包括：按摩、口服糖皮质激素 1 周和人工泪液。
  - 如果面神经损伤持续＞ 6 个月，则有必要手术干预。
- 皮下积液 / 血肿：
  - 可以通过适当放置和移除引流预防。
  - 进行颞窝重建（植入物、骨水泥）时皮下积液的发生率较高。因此，应考虑延迟移除引流。
- 张口受限：
  - 10% 的病例出现。
  - 最初是由于术后水肿。
  - 推荐用于恢复张口的理疗（下颌伸展练习）。
  - 大多数患者通过理疗可在 6~9 周内痊愈。
- 颞窝凹陷：
  - 为最常见的供区外形缺陷。
  - 转移完整颞肌瓣（TMF）时最为明显。
  - 可以采取如下措施预防：
    - 裂开颞肌瓣（TMF）后，将颞肌瓣后部前移。
    - 保留颞浅脂肪垫（STFP）。
    - 应用颞窝植入物。
    - 移植脂肪。

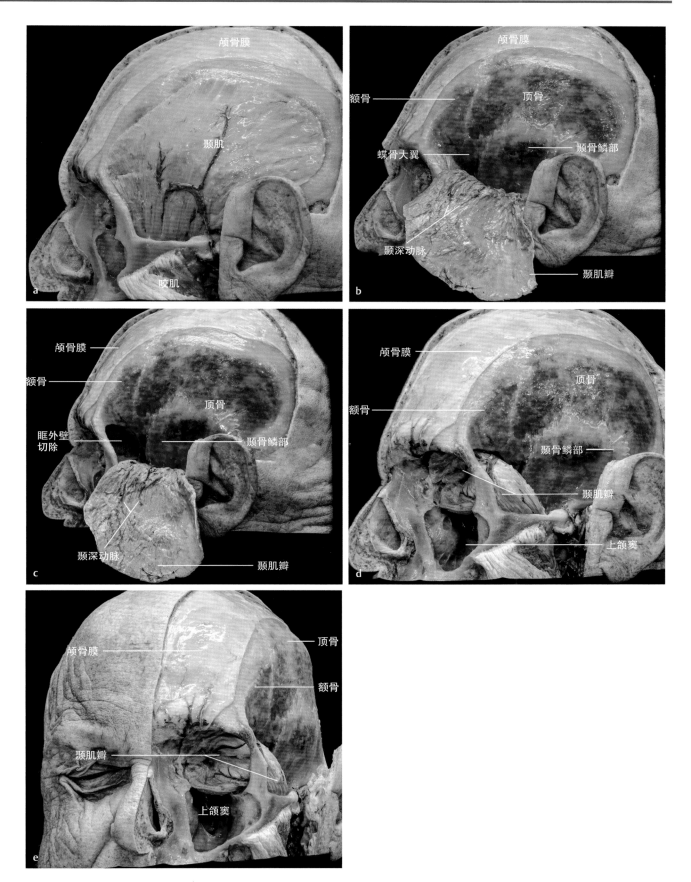

图 15.5 a. 解剖展示去除左侧面部皮肤、头皮、上颌窦前壁及眶内容物后的结构。b. 示获取并向下反折颞肌瓣。c. 示眶外侧切开术。d. 转移颞肌瓣以重建眼眶缺损。e. 颞肌瓣填入后的前视图

参考文献

[1] Lam D, Carlson ER. The temporalis muscle flap and temporoparietal fascial flap. Oral Maxillofac Surg Clin North Am. 2014; 26(3):359–369.

[2] Smith JE, Ducic Y, Adelson R. The utility of the temporalis muscle flap for oropharyngeal, base of tongue, and nasopharyngeal reconstruction. Otolaryngol Head Neck Surg. 2005; 132(3):373–380.

[3] Smith JE, Ducic Y, Adelson RT. Temporalis muscle flap for reconstruction of skull base defects. Head Neck. 2010; 32(2):199–203.

[4] Eldaly A, Magdy EA, Nour YA, Gaafar AH. Temporalis myofascial flap for primary cranial base reconstruction after tumor resection. Skull Base. 2008; 18(4):253–263.

[5] Lesavoy MA, Lee GK, Fan K, Dickinson B. Split, temporalis muscle flap for repair of recalcitrant cerebrospinal fluid leaks of the anterior cranial fossa. J Craniofac Surg. 2012; 23(2):539–542.

[6] Speculand B. The origin of the temporalis muscle flap. Br J Oral Maxillofac Surg. 1992; 30(6):390–392.

[7] Cordeiro PG,Wolfe SA. The temporalis muscle flap revisited on its centennial:advantages, newer uses, and disadvantages. Plast Reconstr Surg. 1996; 98(6):980–987.

[8] Hanasono MM, Utley DS, Goode RL. The temporalis muscle flap for reconstruction after head and neck oncologic surgery. Laryngoscope. 2001; 111(10):1719–1725.

[9] Thomas R, Girishan S, Chacko AG. Endoscopic transmaxillary transposition of temporalis flap for recurrent cerebrospinal fluid leak closure. J Neurol Surg B Skull Base. 2016; 77(6):445–448.

[10]Kim YO, Park BY. Reverse temporalis muscle flap: treatment of large anterior cranial base defect with direct intracranial-nasopharyngeal communication. Plast Reconstr Surg. 1995; 96(3):576–584.

[11]Uyar Y, Kumral TL, Yıldırım G, et al. Reconstruction of the orbit with a temporalis muscle flap after orbital exenteration. Clin Exp Otorhinolaryngol. 2015; 8(1):52–56.

[12]Fortes FS, Carrau RL, Snyderman CH, et al. Transpterygoid transposition of a temporoparietal fascia flap: a new method for skull base reconstruction after endoscopic expanded endonasal approaches. Laryngoscope. 2007; 117(6):970–976.

第 16 章　其他鼻外瓣：面动脉颊肌瓣和腭瓣

Garret W. Choby

16.1　解剖

- 带蒂面动脉颊肌（FAB）瓣以面动脉为基础：
  - 面动脉越过下颌骨下缘，恰好于口角外向鼻唇沟方向上行。
  - 其远端位于颊肌前部，距口裂 1~1.5cm：
    - 该动脉沿颊肌浅面走行。
    - 血管解剖结构可能有变异，并有相关报道。
  - 面总动脉通常分支为下唇动脉和上唇动脉，然后终止于鼻翼附近，分支为鼻外侧动脉和内眦动脉。
  - 该瓣在文献中有时也称为面动脉肌黏膜（FAMM）瓣。
  - 颊肌位于口腔侧壁，收缩时向后牵引口角，并在咀嚼过程中使颊部变平：
    - 该肌肉起于上颌骨牙槽突并插入口裂附近，通常与口轮匝肌的纤维交叉。
    - 它受面神经支配。
- 腭瓣以腭大动脉（GPA）为基础，该动脉从翼腭窝（PPF）穿过腭大孔（GPF）进入腭部黏膜：
  - 腭大动脉（GPA）是腭降动脉的分支，后者在翼腭窝（PPF）中起源于上颌动脉。
  - 进入腭大孔（GPF）后，腭降动脉改名为腭大动脉（GPA），主要供应硬腭黏膜。
  - 其最远端经切牙管与蝶腭动脉的分支吻合，供应鼻中隔的一部分。

16.2　概论

- 面动脉颊肌瓣（FABF）：
  - 虽然 FABF 已用于口内重建，但在颅底重建方面，它在很大程度上还是一个实验性肌瓣，可以用于挽救手术。
  - 该瓣可根据情况和临床需要，剥起后形成肌瓣或肌黏膜瓣。
  - 根据缺损的位置，取瓣时其蒂可位于下部（使动脉血流顺行流动）或位于上部（使动脉血流逆行流动）。

- 当瓣包含逆行动脉血流时，血流流经内眦动脉，或在某些情况下流经鼻外侧动脉。
- 对于颅底重建，由于其血管蒂离颅底更近，一般更常制备基底在上部的肌瓣。
- 腭瓣：
  - 腭瓣更常用于腭裂或其他口腔缺损的修复。
  - 腭瓣的主要风险是形成口腔上颌窦瘘，可能造成严重的长期功能障碍：
    - 由于此原因以及制备该瓣的技术挑战，使该瓣成为颅底重建的最后选择。

16.3　适应证

- 面动脉颊肌瓣（FABF）：
  - 该瓣的适应证主要是没有更常用的组织瓣，如鼻中隔黏膜瓣或颅骨膜瓣可供选择时的前颅底缺损。
  - 即使需要转位的距离很长，尸体研究表明该瓣向后可以延伸至蝶骨平台。
- 腭瓣：
  - 该皮瓣通常适用于斜坡或鞍区附近缺损的挽救手术。
  - 考虑到其靠后下方的蒂部，该瓣对颅前窝缺损的覆盖有限。可能需要在翼腭窝（PPF）内进一步解剖蒂部，以扩大覆盖范围。

16.4　局限性

- 面动脉颊肌瓣（FABF）：
  - 由于蒂部位于颊龈沟内且移位需要通过上颌窦，该瓣的覆盖范围受限。
  - 需要进行大量的口内解剖。
- 腭瓣：
  - 向颅前窝的覆盖范围有限。
  - 需要进行口内解剖。
  - 存在术后口腔 – 上颌窦瘘的风险。

16.5　手术技巧

- 面动脉颊肌瓣（蒂部靠上、带逆行动脉血流的瓣）：
  - 应在口内识别腮腺导管，设计切口时注意不要破坏腮腺导管。腮腺导管是皮瓣最上边界的标志。
  - 皮瓣的大小可根据缺损的大小和位置定制：
    - 最前界通常距口裂 1cm。
    - 后界通常位于第二磨牙水平。
  - 该瓣沿传统面动脉肌黏膜瓣的平面翻起，恰沿着颊脂垫、位于面动脉的浅层。
  - 该瓣可获取黏膜和颊肌（肌黏膜瓣）或单独的颊肌（肌瓣）。
  - 在邻近下缘切口处定位并夹闭面动脉。
  - 通常将一般的 Caldwell-Luc 截骨术与内镜下上颌窦内壁切除术相结合，将该瓣经上颌窦引入鼻腔（图 16.1）。
- 腭瓣：
  - 腭瓣可包含整个硬腭或同侧硬腭一半的黏膜，具体取决于缺损的大小和位置：
    - 以针式电极按所需黏膜瓣的大小做腭部黏膜切口，确保切口与牙列之间至少保留 5mm 的黏膜。
    - 黏膜瓣的后界为硬腭 – 软腭交界处。
    - 在仔细保留同侧神经血管束的情况下，沿黏骨膜下层面剥起黏膜瓣。
    - 剥起黏膜后，经口用高速金刚钻扩大腭大孔（GPF），注意保护神经血管束不受损伤。
  - 之后转经鼻手术，扩大切除上颌窦内侧壁，并去除上颌窦后壁骨质：
    - 之后探查翼腭窝（PPF），以确定翼腭窝内蝶腭血管和腭大血管的连接处。
    - 之后将下鼻甲的后半部分连同鼻底黏膜一同向鼻底和鼻中隔的交界处掀起。
    - 切除骨质，扩大到足以使黏膜瓣和神经血管束转位至鼻腔内（图 16.2）。
    - 然后将鼻底和下鼻甲黏膜小心地重新覆盖在硬腭 / 鼻底的骨质缺损上。
    - 该黏膜用纤维蛋白胶封闭固定。
  - 术后的硬腭黏膜缺损可以用脱细胞真皮移植物或移植皮片覆盖，再用 Aquaplast 夹板（Qfix，Inc.，

Avondale，PA）固定，之后用螺钉固定在硬腭上约 2 周。

16.6　术后管理

- 面动脉颊肌瓣（FABF）：
  - 本手术鼻内部分的术后护理与颅底重建中其他带蒂旋转皮瓣的护理相似：
    - 术后清理通常在术后初期进行 2~3 次。
    - 根据临床情况，指导患者使用鼻内生理盐水喷雾或大容量的鼻腔冲洗。
  - 对于手术的口腔部分，患者在术后前 2 周内应保持软食：
    - 在初始愈合期后，一些患者可能会出现张口困难。
    - 使用 TheraBite 设备（Atos Medical，Inc.，New Berlin，WI）可能有助于预防该后遗症。
- 腭瓣：
  - 手术中鼻内部分的术后护理与上述护理类似。
  - 对于手术的口腔部分，术后患者应保持流质或软食约 2 周：
    - 术后 2 周取出 Aquaplast 夹板（Qfix，Inc.，Avondale，PA）。

16.7　并发症

- 面动脉颊肌瓣（FABF）：
  - 供区可能出现切口裂开，导致感染风险。
  - 解剖时可能会损伤腮腺导管。
  - 蝶腭动脉分支术后出血。
  - 神经上颌支（V2）支配区麻木，最常见于手术中 Caldwell-Luc 术式的损伤。
- 腭瓣：
  - 黏膜瓣最有害的并发症是形成口鼻瘘或口腔上颌窦瘘：
    - 通过用鼻底和下鼻甲黏膜仔细重建鼻底缺损，可降低风险。
    - 仍有可能出现黏膜坏死，可能更常见于既往接受过放射治疗的患者。
  - 黏膜瓣坏死，尤其是包含了对侧黏骨膜的大黏膜瓣。
  - 如果上皮化不完全，硬腭骨质将长期暴露。

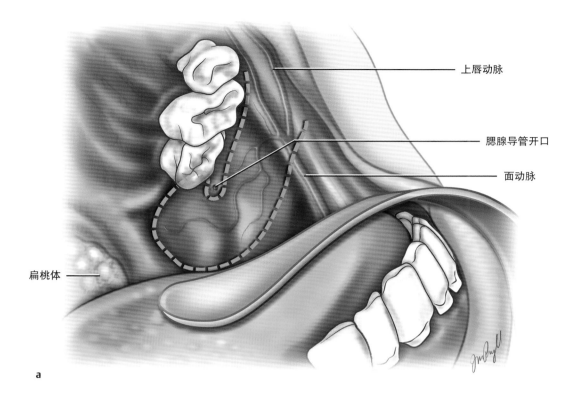

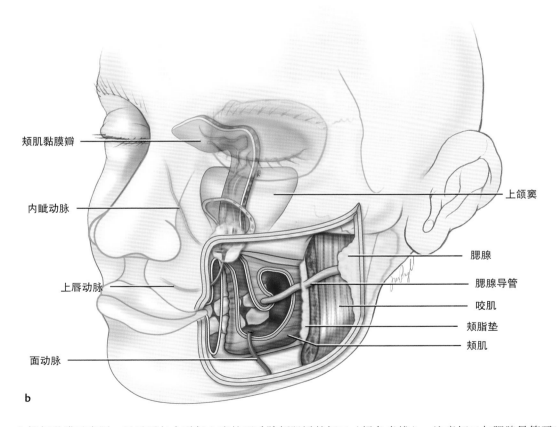

图 16.1　a.左侧颊黏膜示意图，显示了包含逆行血流的面动脉颊肌瓣的切口（绿色虚线）。注意切口与腮腺导管开口的关系。b.插入黏膜瓣以覆盖前颅底缺损。注意面动脉已在下方截断，黏膜瓣的血供来源于上唇动脉和内眦动脉的逆行血流。上颌窦前壁已被开放用于转位黏膜瓣

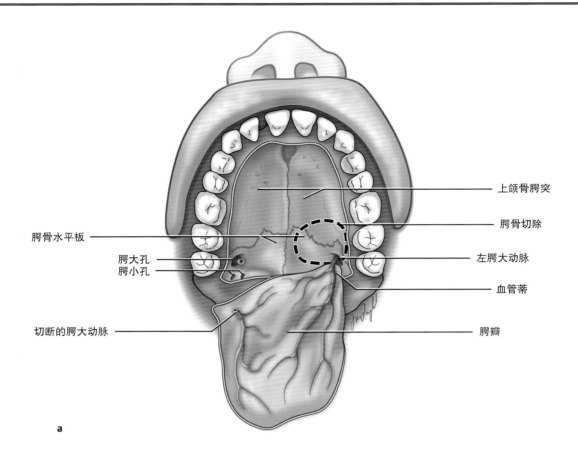

上颌骨腭突

腭骨切除

左腭大动脉

血管蒂

腭瓣

腭骨水平板

腭大孔
腭小孔

切断的腭大动脉

a

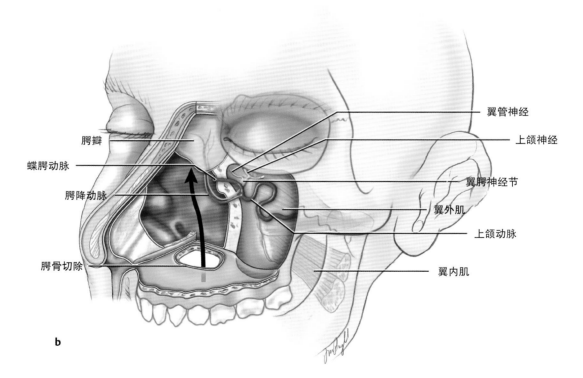

翼管神经

上颌神经

翼腭神经节

翼外肌

上颌动脉

翼内肌

腭瓣

蝶腭动脉

腭降动脉

腭骨切除

b

图 16.2　a. 获取腭瓣示意图。请注意，该瓣包括了硬腭的大部分黏骨膜。由于带蒂在左侧，获取该瓣需切断对侧的腭大管和腭小管的神经血管束。黑色虚线示为了向鼻腔转移黏膜瓣所需切除的硬腭骨质。b. 转入腭瓣以重建前颅底缺损。此例通过解剖翼腭窝（PPF）游离了血管蒂，使瓣可以向上、向前颅底转移。箭头示腭瓣向颅底的移动方向。腭降动脉（DPA）是上颌动脉的分支。腭降动脉（DPA）在穿过腭大孔后更名为腭大动脉并负责腭黏骨膜的血供

○ 如果黏膜切口向前方或侧面过度延伸、靠近牙根，
则会对牙列造成损伤。

参考文献

[1] Farzal Z, Lemos-Rodriguez AM, Rawal RB, et al. The reverse-flow facial artery buccinator flap for skull base reconstruction: key anatomical and technical considerations. J Neurol Surg B Skull Base. 2015; 76(6):432–439.

[2] Franco D, Rocha D, Arnaut M, Jr, Freitas R, Alonso N. Versatility of the buccinator myomucosal flap in atypical palate reconstructions. J Craniomaxillofac Surg. 2014; 42(7):1310–1314.

[3] Rivera-Serrano CM, Oliver C, Prevedello D, et al. Pedicled facial buccinator (FAB) flap: a new flap for reconstruction of skull base defects. Laryngoscope. 2010; 120 Suppl 4:S234.

[4] Dupoirieux L, Plane L, Gard C, Penneau M. Anatomical basis and results of the facial artery musculomucosal flap for oral reconstruction. Br J Oral Maxillofac Surg. 1999; 37(1):25–28.

[5] Zhao Z, Li S, Yan Y, et al. New buccinator myomucosal island flap: anatomic study and clinical application. Plast Reconstr Surg. 1999; 104(1):55–64.

[6] Xie L, Lavigne F, Rahal A, Moubayed SP, Ayad T. Facial artery musculomucosal flap for reconstruction of skull base defects: a cadaveric study. Laryngoscope. 2013; 123(8):1854–1861.

[7] Xie L, Lavigne P, Lavigne F, Ayad T. Modified facial artery musculomucosal flap for reconstruction of posterior skull base defects. J Neurol Surg Rep. 2016; 77(2):e98–e101.

[8] Moore BA, Magdy E, Netterville JL, Burkey BB. Palatal reconstruction with the palatal island flap. Laryngoscope. 2003; 113(6):946–951.

[9] Oliver CL, Hackman TG, Carrau RL, et al. Palatal flap modifications allow pedicled reconstruction of the skull base. Laryngoscope. 2008; 118(12):2102–2106.

[10] Hackman T, Chicoine MR, Uppaluri R. Novel application of the palatal island flap for endoscopic skull base reconstruction. Laryngoscope. 2009; 119(8):1463–1466.

[11] Patel MR, Taylor RJ, Hackman TG, et al. Beyond the nasoseptal flap: outcomes and pearls with secondary flaps in endoscopic endonasal skull base reconstruction. Laryngoscope. 2014; 124(4):846–852.

第五部分

游离移植物

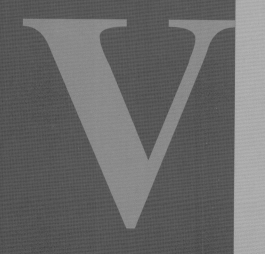

第 17 章　黏膜移植物

Ramón Moreno-Luna, Maria Peris-Celda, Carlos D. Pinheiro-Neto

17.1　概论

- 鼻腔黏膜移植物最常见的获取部位是鼻底、中鼻甲（MT）、鼻中隔、下鼻甲和鼻侧壁（中鼻甲前方）（图 17.1）。
- 与同一解剖区域的皮瓣相比，游离黏膜移植物（FMG）累及的获取区域更小。
- 我们常用的移植物是来自鼻底的 FMG。
- 一般来说，鼻腔 FMG 常用于颅底缺损的重建，其重建效果较好。
- 鼻窦黏膜较薄，不作为常用的移植物。
- 移植物获取部位的选择常取决于外科医生的经验、移植物可获性以及对术后生活质量的影响程度。
- 我们首选的获取部位是鼻底，因为它容易获取，黏膜厚度均匀，而且术后鼻底骨质的剥离不会增加鼻部并发症的发生［用鼻窦结果测试 –22（SNOT–22）来衡量］。这或许是因为鼻底相较于鼻中隔黏膜瓣切取后裸露的鼻中隔而言，缺乏明显的气流，从而有助于其减少结痂。
- 中鼻甲 FMG 的获取通常需要切除鼻甲，而这会影响鼻腔气流和热量传输。
- 暴露的鼻中隔软骨在愈合过程中，鼻中隔前部 FMG 与更多痂皮的形成有关。
- 鼻腔黏膜移植物多为黏膜骨膜瓣移植物（鼻底、下鼻甲、中鼻甲、鼻前外侧壁）。
- 对于移植物的置入，骨膜下 / 软骨膜下的一面朝向缺损，黏膜表面朝向鼻腔。
- 移植物的尺寸可根据缺损的大小进行调整，并且可以通过包含相邻区域组织来增大移植物的大小。
- 黏膜移植物在愈合过程中往往会出现收缩。在二次手术中继续使用它也是可以的，但这具有一定的挑战性，因为黏膜会沿着缺损的方向进行生长，并且移植物剥离过程中也存在撕裂的风险。
- 在术后 3 个月的磁共振成像（MRI）中，用于鞍区重建的黏膜移植物出现了增强。在后续的 MRI 中

观察到，移植物的厚度在多年来也保持稳定。
- 在将来，FMG 的获取可能会减少来自相应区域带蒂皮瓣的使用。

17.2　适应证

- 硬脑膜缺损 < 1.5cm 的患者多伴有术中低流量脑脊液漏。在某些较大缺损的病例中，FMG 仍然可以成功地使用，例如用于大型垂体肿瘤切除后鞍区缺损的重建。
- 蝶窦外侧隐窝的脑膜脑膨出。
- 涉及筛板及其外侧板的缺损。
- 额窦后壁缺损。
- 垂体瘤切除术后的鞍区缺损，包括 > 1.5cm 的缺损。
- FMG 可用于鼻中隔黏膜瓣切取后鼻中隔供区的重建，也可用于根治性息肉切除术后的颅底骨的重建。

17.3　局限性

- 愈合时间更长（非血管化重建）。
- 鼻息肉、鼻甲肥大 / 萎缩、鼻中隔偏曲、鼻中隔穿孔和慢性炎性疾病等鼻腔病变可能会影响黏膜移植物的大小、厚度和 / 或质量。
- 解剖变异（如中鼻甲反向弯曲，骨质增生）可能会增加游离移植物时撕裂的风险。
- 下鼻甲肥大可能会限制用于获取鼻底 FMG 的下鼻道空间。下鼻甲成形术可以扩大下鼻道空间。
- 有上颌窦开窗术史的患者，鼻底 FMG 的横向生长会受到其影响。

17.4　手术技巧
17.4.1　鼻底游离黏膜移植

- 黏膜血管的收缩是通过局部使用羟甲唑啉或肾上腺素来实现的。用 0.5% 的地塞洛卡因和 1 : 200 000 的肾上腺素进行黏膜下浸润不是必要的，但在一定程度可能会促进移植物的获取。

- 鼻底 FMG 可以完全从鼻底剥离（图 17.1a），也可以包括下鼻道侧壁（图 17.1b）和 / 或鼻中隔黏膜部分（扩大的鼻底黏膜移植）。
- 可以用内镜鼻窦剪刀在下鼻甲头部进行垂直切口，使鼻甲向上移动，更好地进入下鼻道。
- 为了获取移植物，需做 4 个切口。
- 切口是用针尖 Bovie 电凝刀设置在 10W 的情况下完成的。
- 后方切口是从鼻中隔至下鼻甲尾部，沿软腭与硬腭的交界处进行切开的。我们可以通过弯曲 45° 的 Bovie 电凝刀尖端触碰该交界处来识别。
- 侧方切口是沿下鼻甲与下鼻道侧壁的附着处进行的。在切口前方，避免损伤鼻泪管壁是非常重要的。在切口的后方，有可能损伤腭降动脉，甚至有可能损伤穿过腭大管的腭大神经。
- 内侧切口根据需要的移植物大小而不同。这个切口可以沿着鼻中隔和鼻底之间的交界处切开。如果需要较大的移植物，则沿鼻中隔黏膜做内侧切口。
- 在鞍区重建时，内侧切口沿鼻底上方 5~8mm 的鼻中隔黏膜进行切开。这将为大多数情况下鞍区重建提供足够的覆盖范围，并提供足够的额外的黏膜来贴附缺损的骨缘。
- 前切口，是在冠状面上紧挨着切牙孔后部，从下鼻甲头部到鼻中隔进行切开。如果需要更大的移植物，前切口可以在鼻前庭黏膜和皮肤交界处，沿着梨状孔进行切开。切牙动脉位于鼻棘后 1cm 处，并用针尖 Bovie 电凝刀进行横切。
- 在完成所有 4 个切口后，用 Cottle 解剖器将鼻底 FMG 剥离至骨膜下平面，留下被剥离的骨面。
- 手术以向心的方式从前到后进行，沿着切口线（前、内、外侧）开始，向中央和后方剥离黏膜，直到到达后方切口。
- 鼻内镜显微剪可以用来锐利地分离一些没有被 Bovie 电凝刀完全切开的黏膜区域。为了防止黏膜在取出时撕裂，很重要的一点是在移植物取出之前需确认好黏膜已经完全分离。
- 移植物从鼻腔取出后，其黏膜表面需用记号笔标记好，以便于在置入过程中辨别移植物。移植物应保存在生理盐水中，直至重建。
- 在置入移植物之前，应完全去除颅底缺损周围的黏膜，使移植物的骨膜下表面与骨适当接触。
- 片状或合成胶原硬脑膜移植物被置入内层，FMG 被置入外层（图 17.2）。
- 移植物的平均表面积为 $8cm^2$，包含部分鼻中隔黏膜。这可以充分重建单侧前颅底缺损，覆盖从筛前动脉到蝶骨平面的筛顶。在冠状面上，移植物覆盖于上隔 / 筛板、筛顶和部分筛骨板。
- 依次放置氧化的纤维素片、硬脑膜密封剂和可吸收填塞物在移植物的边缘以求稳定。
- 硅胶间隔夹板双排放置，并用 2-0 Prolene 不可吸收缝线固定在前方。夹板可有助于预防粘连。

17.4.2　中鼻甲游离黏膜移植

- 中鼻甲 FMG 可以从其内侧面（鼻腔）获取，并保持鼻甲附着。黏膜从中鼻甲的垂直部分在骨膜下平面剥离。过程中应注意避免颅底中鼻甲骨折和脑脊液漏（图 17.1a）。
- 如果需要更大的移植物，可以切取整个黏膜（图 17.1b）。取出中鼻甲后，可在手术台完成黏膜采集。使用 Cottle 解剖器仔细切除中鼻甲垂直部分的骨质。鼻甲黏膜的鼻道部和鼻腔部表面像一本"书"一样展开。
- 中鼻甲 FMG 的置入遵循前文所述原则。

17.4.3　鼻中隔游离黏膜移植

- 它可以在前部（黏膜软骨膜）或后部（黏膜骨膜）获取（图 17.1b）。
- 由于术后结痂形成较少，黏膜骨膜移植更可取。
- 对于前部获取，应保留鼻背下方 1cm 的黏膜，以避免瘢痕和马鞍鼻的发生风险。
- 为了最大限度地减少鼻部结痂，可以去除暴露的软骨或骨，而暴露对侧黏膜的软骨膜下或骨膜下表面。

17.4.4　下鼻甲游离黏膜移植

- 下鼻甲的鼻腔（内侧）表面可被切取并用作 FMG（图 17.1a）。
- 黏膜从下鼻甲骨质上剥离。
- 下鼻甲的下缘和尾部是没有骨质的。鼻与器械表面的分离通常是在鼻内镜下用鼻窦剪刀操作的。

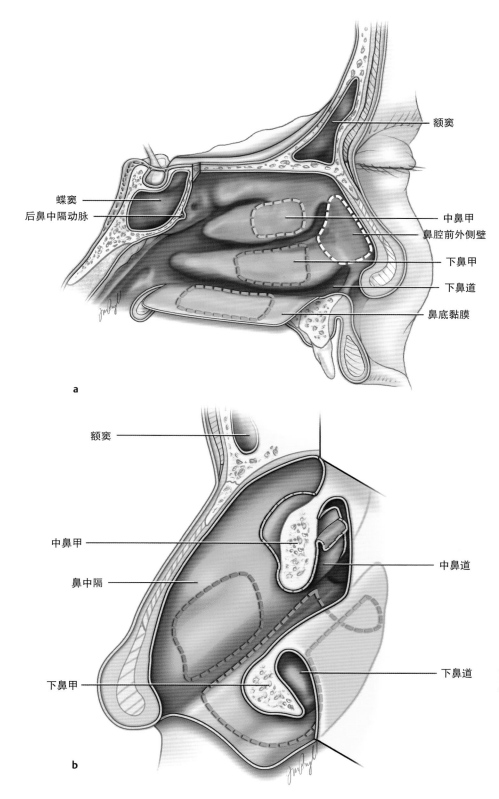

图 17.1　a.左鼻腔矢状面图示游离黏膜移植物（FMG）的获取区域。黄色虚线：中鼻甲（MT）移植物。在这种情况下，鼻甲被留下来附着在颅底，并获取其鼻面的黏膜。过程中应仔细剥离以避免鼻甲骨折和可能的脑脊液（CSF）漏。白色虚线：前外侧壁移植物；绿色虚线：下鼻甲黏膜移植物；蓝色虚线：鼻底移植物。b.左鼻腔横断面图。黄色虚线：包含鼻面和鼻道面的中鼻甲移植物。在其获取过程中，鼻甲从鼻腔中被取出，在后壁上将黏膜剥离。绿色虚线：鼻底 FMG，包括下鼻道外侧壁黏膜。蓝色虚线：鼻中隔移植物。这是唯一的黏膜软骨膜瓣移植物，而前面所有的都是黏膜骨膜瓣移植物。鼻中隔的黏膜骨膜瓣移植物可以从鼻中隔的后部剥离（图中未显示）

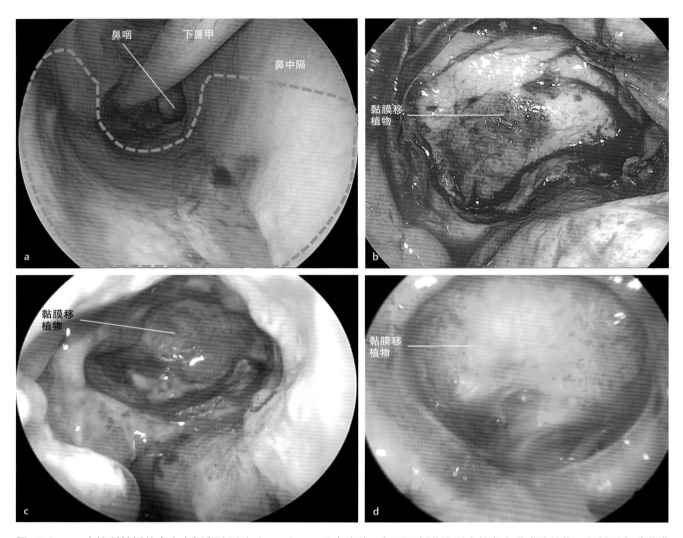

图 17.2　0° 内镜所拍摄的术中右侧鼻腔照片（a、b）。a. 蓝色虚线：切开以便获取更大的鼻底黏膜移植物，包括下鼻道黏膜侧壁和部分鼻中隔黏膜。在下鼻甲头部做一个垂直切口，使鼻甲在上方有很大的活动度，并能扩宽进入下鼻道的通道。b. 置入移植物以修复垂体瘤切除后的鞍区缺损。临床随访时，用 0° 内镜通过右侧鼻腔所拍摄的术后照片（c、d）。c. 鼻部清创后 1 个月随访，发现移植物与颅底愈合良好。d. 术后 4 个月照片

- 由于下鼻甲的高度血管化，分离时可能会出血，手术平面的识别也很困难。
- 由于下鼻甲全切术对鼻的生理有副作用，有可能出现反常的鼻塞和鼻结痂，因此不建议进行下鼻甲全切术。

17.4.5　鼻侧壁游离黏膜移植（前方）

- FMG 从上颌骨上升过程中剥离，恰好在中鼻甲的前方（图 17.1a）。
- 避免在上颌骨上突起前方获取黏膜，以防止损伤上外侧软骨和降低发生内鼻瓣塌陷和/或马鞍鼻的风险。

17.5　术后管理

- 鼻部清创术后 1 周、1 个月、4 个月进行随访。
- 使用大量生理盐水冲洗鼻腔，直到鼻黏膜完全愈合。
- 术后 1 个月随访时，通常鼻底供体部位几乎完全黏膜化或被肉芽组织覆盖。

17.6　并发症

- 通常，与血管化皮瓣相比，鼻内 FMG 的发病率较低。

17.6.1　鼻底游离黏膜移植

- 在下鼻道内进行前部剥离时，有损伤鼻泪管壁和随之而来的溢泪的风险。如果在下鼻道内细致地解剖，该风险是非常低的。经 400 余例鼻底 FMG 用于鞍区重建术，术后无一例发生溢泪或泪囊炎。
- 切牙孔周围切开会破坏上门牙的感觉纤维，导致麻木。通常麻木是短暂的，但可能会持续几个月，甚至是永久性的。
- 下鼻甲和鼻中隔之间可能出现粘连。建议在术后第 1 周使用塑料夹板，以避免并发症的发生。

17.6.2　中鼻甲游离黏膜移植

- 中鼻甲切除术中脑脊液漏或者中鼻甲不慎骨折。
- 由于筛板附近的嗅束损伤而导致的嗅觉丧失或嗅觉减退。

17.6.3　鼻中隔游离黏膜移植

- 鼻中隔穿孔。
- 粘连。

- 马鞍鼻。

17.6.4　下鼻甲游离黏膜移植

- 萎缩性鼻炎。
- 反常鼻塞。
- 鼻部结痂。
- 粘连。

17.6.5　鼻侧壁游离黏膜移植（前方）

- 如果解剖过前会损伤上外侧软骨。
- 粘连。

参考文献

[1] Schlosser RJ, Bolger WE. Nasal cerebrospinal fluid leaks: critical review and surgical considerations. Laryngoscope. 2004; 114(2):255–265.

[2] Dadgostar A, Okpaleke C, Al-Asousi F, Javer A. The application of a free nasal floor mucoperiosteal graft in endoscopic sinus surgery. Am J Rhinol Allergy. 2017; 31(3):196–199.

[3] Scagnelli RJ, Patel V, Peris-Celda M, Kenning TJ, Pinheiro-Neto CD. Implementation of free mucosal graft technique for sellar reconstruction after pituitary surgery: outcomes of 158 consecutive patients. World Neurosurg. 2019; 122:e506–e511.

[4] Patel V, Viswanathan R, Ruffner R, Peris-Celda M, Pinheiro-Neto CD. Comparing nasal physiology after superior ethmoidal and traditional endoscopic anterior cranial base approaches. Rhinology. 2020; 58(6):629–631.

[5] Kim CS, Patel U, Pastena G, et al. The magnetic resonance imaging appearance of endoscopic endonasal skull base defect reconstruction using free mucosal graft.World Neurosurg. 2019; 126:e165–e172.

[6] Peris-Celda M, Chaskes M, Lee DD, Kenning TJ, Pinheiro-Neto CD. Optimizing sellar reconstruction after pituitary surgery with free mucosal graft: results from the first 50 consecutive patients.World Neurosurg. 2017; 101:180–185.

[7] Moreno-Luna R, Gonzalez-Garcia J, Maza-Solano JM, et al. Free nasal floor mucosal grafting after endoscopic total ethmoidectomy for severe nasal polyposis:a pilot study. Rhinology. 2019; 57(3):219–224.

[8] González-García J, Moreno-Luna R, Palacios-García J, et al. Radioanatomical study of the extended free nasal floor mucosal graft and its clinical applications. Laryngoscope Investig Otolaryngol. 2020; 5(6):1011–1018.

[9] Cassano M, Felippu A. Endoscopic treatment of cerebrospinal fluid leaks with the use of lower turbinate grafts: a retrospective review of 125 cases. Rhinology. 2009; 47(4):362–368.

[10] Suh JD, Ramakrishnan VR, DeConde AS. Nasal floor free mucosal graft for skull base reconstruction and cerebrospinal fluid leak repair. Ann Otol Rhinol Laryngol. 2012; 121(2):91–95.

[11] Chakravarthi S, Gonen L, Monroy-Sosa A, Khalili S, Kassam A. Endoscopic endonasal reconstructive methods to the anterior skull base. Semin Plast Surg. 2017; 31(4):203–213.

第 18 章　非黏膜移植物: 脂肪、肌肉、阔筋膜和鼻中隔软骨移植物

Laura Salgado-Lopez, Maria Peris-Celda, Carlos D. Pinheiro-Neto

18.1　解剖

- 腹部皮下脂肪:
  - 皮下脂肪层位于皮肤的正下方。
  - 浅筋膜和深筋膜在皮下脂肪下方贴紧。浅筋膜覆盖整个前腹壁,深筋膜包围腹直肌。
  - 深腹壁下动脉是下腹壁的主要供血动脉。它从髂外动脉发出分支,沿着腹直肌的内侧面走行。其肌皮穿支穿过两层筋膜至皮肤,在脐部外侧 4cm 处较为丰富。
- 肌肉:
  - 肌肉移植可以取自颞肌、腹直肌或股外侧肌。后两种移植物可以与脂肪移植物联合切取;对于股外侧肌也可以与阔筋膜联合切取;对于颞肌可联合颞筋膜一并切取。通常,肌肉移植被用来修补小的硬脑膜开口或填充有限的无效腔。
- 阔筋膜:
  - 阔筋膜构成大腿深筋膜,从阔筋膜张肌、臀中肌、臀大肌上方发出,向远端终止于胫骨外侧髁。
  - 筋膜向外侧增厚,形成髂胫束,获取后用作移植物。
  - 股四头肌股外侧头位于阔筋膜下。
  - 股外侧皮神经穿入腹股沟韧带下方的阔筋膜,在大腿前外侧深部皮下组织的外侧和远侧穿行,发出终末皮支。
- 鼻中隔软骨:
  - 鼻中隔由鼻中隔(四边形)软骨、筛窦垂直板、鼻中隔和上颌骨嵴组成。
  - 鼻中隔软骨上覆盖着黏膜软骨膜。软骨膜下平面为无血管平面。
  - 鼻中隔软骨由透明软骨组成,与弹性软骨相比,透明软骨含有较多的胶原蛋白,但与纤维软骨相比,胶原纤维较少。

18.2　概论

- 采用多层技术实现最佳颅底重建。
- 前几章中描述的皮瓣和移植物主要用于覆盖缺损的鼻腔内膜(表层重建)。
- 自体非黏膜移植通常用于内层修复、填充无效腔或改善重建的刚性。
- 硬脑膜修复也主要使用合成硬脑膜替代物,以避免供区并发症。然而,在更复杂的重建中,自体移植物比合成材料更优越,值得推荐。
- 不同的组织具有不同的特点、不同的目的,可作为颅底重建的游离移植物。
- 黏膜移植物可用于覆盖小型非黏膜移植物。黏膜移植物应该足够大,不仅要覆盖非黏膜移植物表面,而且要与周围血管化的受体部位建立足够的贴附,以便进行适当的愈合。
- 在某些较大缺损和复杂重建的病例中,非黏膜移植物暴露于鼻腔是不可避免的。所有的努力都应该针对最大可能地覆盖血管蒂皮瓣,留下最小的非黏膜移植物暴露面积。
- 不要在黏膜表面使用非黏膜移植物。必须切除缺损周围的所有黏膜。否则移植物不会在黏膜上愈合。

18.3　适应证

- 脂肪 / 肌肉移植物:
  - 斜坡切除术后进行硬脑膜外斜坡的填充。最常用的是脂肪移植。
  - 额窦颅腔化后的颅内填充。小的缺损可以用脂肪或肌肉填充,大的缺损通常用脂肪移植物填充。
  - 大型前颅底肿瘤切除后无效腔的颅内填充。在这种情况下,肿瘤会在颅内留下一个空腔,使内外层重建物的置入变得复杂。脂肪移植物可以用来部分填充空腔,特别是缺损的前缘。应注意避免过度填塞脂肪和随之而来的占位效应。
  - 小型硬脑膜裂口的修补。

○ 损伤后颈内动脉壁裂口的修补（仅限肌肉移植）。
- 阔筋膜移植物：
  ○ 鞍上缺损（内 – 外嵌体纽扣移植）。
  ○ 斜坡缺损（内 – 外嵌体纽扣移植）。
  ○ 前颅底缺损（通常内嵌体单层）。
- 鼻中隔软骨移植物：
  ○ 脑膜脑膨出 / 自发性脑脊液漏。软骨支撑改善了对颅内间隙的保护，增加了重建物抗脑脊液压力的强度，这在高颅压患者中尤为重要。
  ○ 眼眶缺陷。眼眶内侧或下壁缺损，容纳眶周脂肪。填塞眶顶，将眼球上方的脑搏动降至最低。

18.4 局限性

- 前期放疗史增加了移植失败的风险。建议采用带蒂皮瓣。
- 软骨和脂肪移植物出现重吸收是很常见的。脂肪移植物的体积通常会减少 50% 以上。
- 额外的切口和供区并发症。
- 与带蒂皮瓣相比，愈合过程延长。

18.5 手术技巧

- 腹部脂肪移植 / 腹部肌肉移植物：
  ○ 做一个 2cm 的脐旁横切口。
  ○ 常规在左侧做，以防止与将来可能在右侧进行的阑尾切除或其他腹部手术混淆。
  ○ 要注意将解剖表面限制在腹部浅筋膜上。
  ○ 为了保证密封性，最好采用一体式脂肪移植物。
  ○ 可以在腹部浅筋膜处切开一个小切口，如果重建需要，可以切取一块筋膜或腹直肌。
  ○ 移植物和颅底骨之间不应放入任何合成材料。
  ○ 作为多层重建的一部分，脂肪移植物可以被放置在颅内隔层以封闭无效腔。
  ○ 小块移植物可用于修补皮瓣上的小型硬脑膜裂口或小孔。
  ○ 还可以采集真皮脂肪移植物，以增加脂肪组织的稳定性并促进其置入。真皮脂肪移植物对填充容积缺损特别有效。
  ○ 氧化的纤维素片可以用来包裹脂肪移植物，以方便其操作和置入。
- 颞肌移植物：

○ 在发际线后做一个 3cm 的头皮切口，从冠状面上的上颞线开始切开。
○ 然后以相同的方式切开颞浅筋膜和颞深筋膜，并获取颞肌移植物。
○ 作为多层重建的一部分，颞肌移植物通常用来封堵小型硬脑膜裂口。
○ 在颅内它还可以用于填充无效腔。
○ 或者，颞肌补片可以直接放置在受损的颈内动脉（ICA）上，以止住术中出血。放置颞肌后，用棉团轻轻按压 10min。
- 阔筋膜移植物：
  ○ 从股骨外上髁上方 10cm 处开始，在大腿外侧髂胫束上方做 4~8cm 的皮肤切口。切口长度取决于所需的移植物长度。
  ○ 皮下组织和脂肪被解剖，暴露出下方与大腿长轴平行的阔筋膜纤维。进一步通过上、下钝性分离可暴露筋膜的前缘。
  ○ 然后切开并移除一块矩形筋膜。筋膜移植的大小可以根据颅底缺损的大小进行调整。
  ○ 如果颅底重建需要，可以再切取一小块股外侧肌。
  ○ 如果需要，也可以从皮下层获取脂肪。
  ○ 筋膜缺损通常不能修复，尤其是在大片移植物被切取的情况下。如果筋膜缺损很小，边缘可以松解后对合，以防止肌疝发生，在阔筋膜边缘之间留出宽大的间隙，以避免筋膜室综合征。
  ○ 作为多层重建的一部分，阔筋膜移植物可以单独以内嵌的方式放置。
  ○ 或者，两块阔筋膜移植物可以在中间用半固定缝线缝合在一起，形成内 – 外嵌体纽扣移植物。外嵌体筋膜略大于内嵌体移植物。其中一层用标记笔进行标记，以帮助在置入过程中识别层次（图 18.1）。
  ○ 阔筋膜内 – 外嵌体纽扣移植物可与鼻中隔黏膜瓣联合用于一期硬脑膜修复，以治疗术中高流量脑脊液漏，如鞍上缺损。外嵌体移植物完全覆盖缺损，但不应大于鼻中隔黏膜瓣。鼻中隔黏膜瓣应覆盖外嵌体筋膜和筋膜周围的骨质，以促进颅底的适当愈合（图 18.2）。
  ○ 阔筋膜移植物也可以用来在骨托（即一块犁骨）周围形成一个"密封垫"。阔筋膜移植物的形状

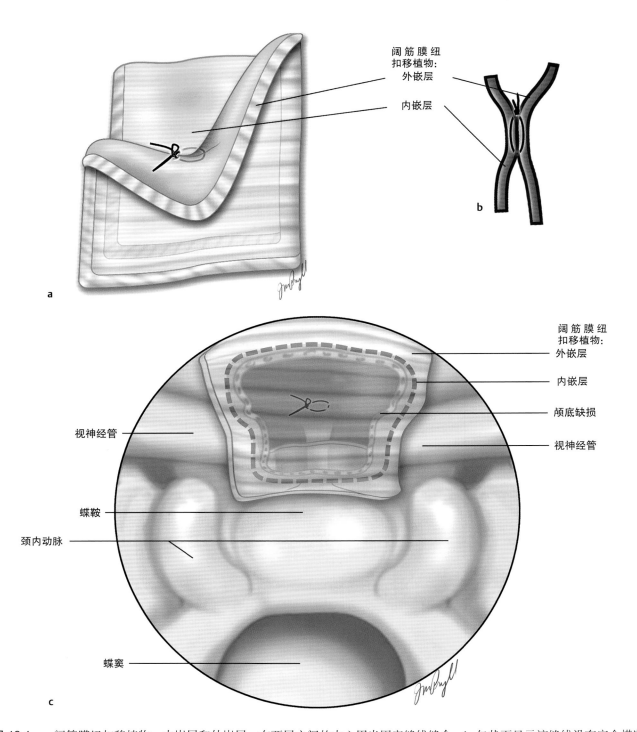

图 18.1 a. 阔筋膜纽扣移植物：内嵌层和外嵌层。在两层之间的中心用半固定缝线缝合。b. 矢状面显示该缝线没有完全横断筋膜的任何一层，该方法避免了筋膜的破坏或撕裂，减少了术后脑脊液（CSF）通过缝合区渗漏的风险。c. 鼻内镜下蝶窦图示，经蝶窦结节入路后的鞍上间隙。黑虚线表示阔筋膜瓣纽扣移植物的内嵌体边缘。请注意，内嵌层比外嵌体移植物小，但仍比有助于固定外嵌体移植物的硬脑膜缺损要大。置入纽扣移植物后，用血管蒂皮瓣（未显示出）覆盖缺损

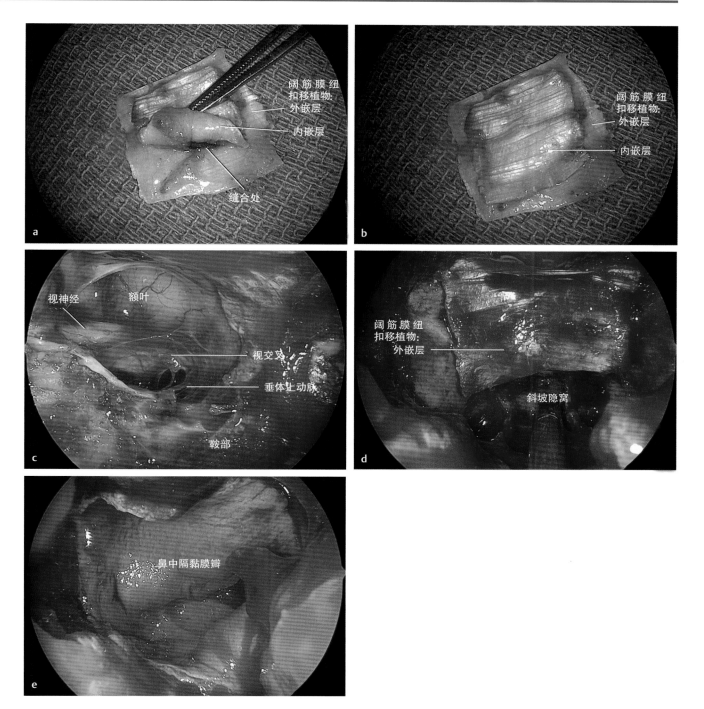

图 18.2 用阔筋膜内 – 外嵌体纽扣移植物修复颅咽管瘤切除术后鞍上缺损的手术实例。a、b. 阔筋膜纽扣移植物背面的准备。植入物上用标记笔标记，以帮助识别植入物的层数。注意外嵌层要略大于内嵌体移植物。c. 鞍上缺损的鼻内镜检查，采用 0° 内镜。d. 阔筋膜纽扣移植物置入后外嵌层的视野。e. 鼻中隔黏膜瓣的置入。观察到皮瓣比外嵌体移植物大，这使得皮瓣在筋膜边缘周围获得有效的骨接触

比骨缺损大，并以缺损为中心。然后，将一块大致与颅底缺损大小相当的骨头放在阔筋膜的中央。最后将骨托楔入适当位置，多余的阔筋膜包裹在骨周围，形成水密密封。

- 鼻中隔软骨移植物：
  - 黏膜在鼻中隔的尾侧被切开，并在软骨膜下平面向犁骨剥离。
  - 从上到下做平行于鼻背的软骨切口，在鼻背留下1cm 的支撑。在距鼻中隔尾侧1cm 处，该切口向后转向鼻棘。这个方法将保留1cm 的 "L" 形支柱来支撑鼻子。
  - 在软骨膜下平面，将对侧黏膜从软骨上剥离，软骨移植物从筛骨、犁骨和上颌骨嵴下方的垂直板上分离。
  - 将软骨从鼻部取下，然后用可吸收缝线缝合鼻中隔切口。
  - 将软骨切成理想的大小来覆盖缺损：通常在缺损的横径上较大，而在前后径上较短。
  - 下一步，置入软骨移植物。软骨的一侧被推入颅内，放置在缺损的外侧边缘上方，由骨骼支撑。然后，软骨移植物的内侧被推入颅内，轻轻地向内侧移动，直到它被支撑在缺损的内侧骨缘。
  - 一旦软骨移植物放置良好，根据缺损的大小和脑脊液流动的强度，采用外嵌游离黏膜移植物或鼻中隔黏膜瓣进行黏膜重建。

18.6　术后管理

- 于鼻部清创术后1 周、1 个月、4 个月进行随访。
- 在术后1 周的随访中，拆下供体部位的皮肤缝线 / 钉。
- 使用生理盐水冲洗鼻腔，直到鼻黏膜完全愈合。

18.7　并发症

- 肥厚性瘢痕疙瘩。
- 血肿、血清肿、伤口感染。
- 腹部脂肪移植物：
  - 肠梗阻（罕见）。
  - 意外腹膜穿孔（罕见）。
  - 脂性脑膜炎（罕见）。
- 肌肉移植物：

- 颞肌移植：损伤面神经额支，肌挛缩导致的牙关紧闭症，切口周围脱发。
- 腹直肌移植：腹疝（罕见）。
- 阔筋膜移植物：
  - 肌疝。
  - 感觉减退、疼痛、感觉异常（股外侧皮神经损伤 / 压迫导致）。
  - 筋膜室综合征（罕见），通常指阔筋膜边缘过度紧密缝合。
  - 浆膜瘤，较大的积液区，没有变红或发热，通常摸起来不痛，通常在手术后几周到几个月内可通过保守治疗痊愈。与蜂窝织炎或脓肿不同，蜂窝织炎或脓肿的区域是红色的，触痛，炎性标志物升高，通常伴有发热，在这种情况下，需要手术引流（如果是脓肿）和抗生素治疗。
- 鼻中隔软骨移植物：
  - 鼻中隔穿孔。
  - 马鞍鼻。

参考文献

[1] El-Mrakby HH, Milner RH. The vascular anatomy of the lower anterior abdominal wall: a microdissection study on the deep inferior epigastric vessels and the perforator branches. Plast Reconstr Surg. 2002; 109(2):539–543, discussion 544–547.

[2] Fiorindi A, Gioffrè G, Boaro A, et al. Banked Fascia lata in sellar dura reconstruction after endoscopic transsphenoidal skull base surgery. J Neurol Surg B Skull Base. 2015; 76(4):303–309.

[3] Hanna A. The lateral femoral cutaneous nerve canal. J Neurosurg. 2017; 126(3):972–978.

[4] Krishnan Y, Grodzinsky AJ. Cartilage diseases. Matrix Biol. 2018; 71–72:51–69.

[5] Dixon BJ, Vescan AD. Skull base reconstruction. In: Kountakis SE, ed. Encyclopedia of otolaryngology, head and neck surgery. Berlin, Heidelberg: Springer; 2013:2501–2507.

[6] Bleier BS. Comprehensive techniques in CSF leak repair and skull base reconstruction. S. Karger AG; 2012.

[7] Snyderman CH, Kassam AB, Carrau R, Mintz A. Endoscopic reconstruction of cranial base defects following endonasal skull base surgery. Skull Base. 2007; 17(1):73–78.

[8] Spaziante R, de Divitiis E, Cappabianca P. Reconstruction of the pituitary fossa in transsphenoidal surgery: an experience of 140 cases. Neurosurgery. 1985; 17(3):453–458.

[9] Duek I, Sviri GE, Amit M, Gil Z. Endoscopic endonasal repair of internal carotid artery injury during endoscopic endonasal surgery. J Neurol Surg Rep. 2017; 78(4):e125–e128.

[10] Luginbuhl AJ, Campbell PG, Evans J, Rosen M. Endoscopic repair of high-flowcranial base defects using a bilayer button. Laryngoscope.

2010; 120(5):876–880.

[11] Khatiwala R, Shastri K, Peris-Celda M, Kenning T, Pinheiro-Neto C. Endoscopic endonasal reconstruction of high-flow cerebrospinal fluid leak with fascia lata "button" graft and nasoseptal flap: surgical technique and case series. J Neurol Surg B Skull Base. 2020; 81(6):645–650.

[12] Leng LZ, Brown S, Anand VK, Schwartz TH. "Gasket-seal" watertight closure in minimal-access endoscopic cranial base surgery. Neurosurgery. 2008; 62(5) Suppl 2:ONSE342–ONSE 343, discussion E343.

[13] Kim DW, Gurney T. Management of naso-septal L-strut deformities. Facial Plast Surg. 2006; 22(1):9–27.

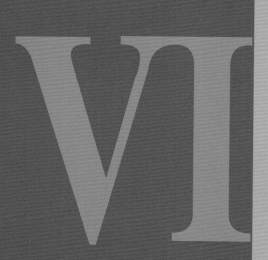

第六部分

游离瓣膜

VII

第 19 章　内镜颅底游离瓣膜重建

Akina Tamaki, Abdulaziz Alrasheed, Daniel Prevedello, Enver Ozer, Ricardo L. Carrau, Stephen Y. Kang

19.1　解剖

- 内镜游离瓣膜重建可用于重建从颅前窝到斜坡和鼻咽部的各种缺损，缺陷的局部解剖很大程度上取决于病理性质。
- 内镜颅底重建中使用的游离组织供区有多种，最常见的是大腿前外侧、前臂桡侧和腹直肌游离瓣膜。
- 作者更偏好使用大腿前外侧作为内镜颅底缺损重建的主要供区。

19.2　概论

- 随着内镜可以切除越来越复杂的颅底肿瘤，迫切地需要更好的颅底重建技术。
- 大多数颅底缺损可以使用游离移植物、局部瓣膜和区域瓣膜重建。
- 然而，当没有微创方法或未能成功重建缺损时，可能需要游离微血管瓣重建。颅底缺损重建中使用游离瓣膜文献中已有描述。
- 多种游离瓣膜已用于颅底重建。这些包括但不限于大腿前外侧、前臂桡侧、背阔肌、前锯肌和腹直肌游离瓣膜。
- 每个供体部位都有相应的优点和缺点。
- 腹直肌瓣膜血管蒂较长，比较可靠。然而，供体部位的并发症发生率很高，包括腹疝、高 BMI 患者的脂肪组织过多。
- 前臂桡侧游离瓣膜薄而柔韧，血管蒂较长，是内镜修复的绝佳选择。
- 大腿前外侧瓣膜及其变体，包括脂肪筋膜前外侧大腿瓣膜和股外侧肌游离组织移植（VLFTT），越来越多地用于内镜颅底重建。我们更喜欢 VLFTT 作为内镜颅底缺损修复的首选方法，并将提供该瓣膜获取的手术细节。
- 区分比较开放式颅骨手术中使用的游离瓣膜与内镜颅底重建术中使用的游离瓣很重要，内镜比开

放式挑战更高。我们将专注于内镜颅底重建中使用的游离瓣膜。

19.3　适应证

- 颅底重建的主要目标是提供颅外和颅内腔之间的持久分隔。
- 这种重建可以使用多种重建技术完成，包括游离移植、局部瓣膜和区域瓣膜。
- 然而，当这些重建选择失败或不可能时，由于缺乏局部或区域供体组织等限制，可以考虑使用游离瓣膜进行重建。
- 游离瓣膜还可以提供显著的体积支撑。

19.4　局限性

- 之前游离瓣膜重建大部分应用于开放式颅底切除术，包括经颅或经面入路。
- 随着内镜手术切除的疾病越来越复杂和广泛，迫切地需要开发微创重建技术。
- 开放式手术颅底缺损重建的操作空间更大，但内镜手术操作空间有限。
- 另一个挑战是需要一个带有从颅底延伸到颈部受体血管蒂的瓣膜。
- 颅底缺损需要游离瓣膜重建的患者往往有多种术后并发症的危险因素。这些包括以前使用游离移植物和局部或区域瓣膜重建失败、放射史，以及在某些情况下多次翻修手术。
- 也可能存在活动性感染、坏死或不健康组织和 / 或脑脊液（CSF）漏。
- 除了颅底存在的挑战之外，游离微血管瓣也存在特定的局限性。
- 所选瓣膜的关键特征是它必须薄、柔韧，并且具有足够长的蒂以到达受体血管。
- 虽然可以使用静脉移植等技术，但它可能会增加瓣膜失败和出现并发症的风险。

19.5　手术技巧（视频 19.1）

- 我们描述了一种利用 VLFTT 唇下入路的内镜颅底重建技术。
- 虽然我们首选经上颌手术进入前颅底，但还有其他方法，包括面中部脱套、咽后和经腭入路。

19.5.1　受体区准备

- 内镜消融应采用传统的方式和方法。在二次重建的情况下，有必要清除坏死组织并在颅底缺损处建立一个健康的平台以覆盖游离瓣膜。与游离移植物和局部或区域瓣膜一样，鼻窦黏膜和 / 或先前放置的组织必须去除至健康的骨骼或硬脑膜上，这样才能使游离瓣膜组织成功黏附和接合。
- 我们更喜欢通过唇下、经颌骨入路来插入和进入前颅底，这将在后面描述。在缺损的同侧做一个唇下切口。从这个切口，上颌骨的前表面暴露出来。骨膜从骨头上剥离。
- 扩大前颌骨切开术以类似于 Caldwell-Luc 的方式进行。上颌窦前壁骨以 "U" 形方式完全切除，保留眶下神经和梨状孔。
- 内镜下上颌骨切除术为游离瓣膜从上颌前部切开到鼻腔创造了一条通道。最大化前上颌骨切开术和中上颌骨切除术，以实现游离瓣膜的无张力嵌入和隧道化至关重要。
- 受体血管准备。通常，面部动脉和静脉是可靠的受体血管。在同侧颈部，下颌下缘下方做一个有限的下颌下切口。识别下颌下腺并保留面神经的下颌边缘支。血管通常在神经下方结扎以最大化血管长度。两种可供选择的受体血管包括面部血管（通过鼻唇沟处的有限切口暴露）或颞浅血管（通过耳前切口暴露）。
- 从颈部切口到唇下和上颌前切开的隧道，穿过颊间隙，深入颊肌，再到颈部。

19.5.2　游离瓣膜获取

- VLFTT（图 19.1a）是对大腿前外侧游离瓣膜的改进，但没有皮穿支。从髂前上棘到髌骨外侧画一条线，这标志着股外侧肌和股直肌之间的大致位置。
- 切口沿着这条线穿过皮肤和皮下组织直至股直肌。

切开股直肌上方的筋膜并将肌肉向内侧缩回。与大腿前外侧瓣膜相比，可以牺牲瓣膜的皮穿支，因为瓣膜不包括皮穿支。

- 该瓣膜的蒂为旋股外侧动脉的降支。蒂被识别进入股外侧肌。
- 多普勒超声探头可通过股外侧肌追踪蒂的位置。沿着蒂获取一条宽 3cm 的股外侧肌条。关键要获取股外侧肌的长袖，以确保覆盖颅底缺损并增加蒂的长度以到达受体血管。必须采集足够的组织覆盖缺损及周边以形成足够的密封。然而，太大的瓣膜会遮挡内镜且置入困难。
- 旋股外侧动脉的降支指向旋外侧主干。追踪蒂直到识别股直肌分支。应保留该分支并标记蒂的解剖界限。最大化蒂的长度很重要，因为它必须从颈部跨越到颅底。根据我们的经验，可以成功获取 26cm 长的股外侧肌和 8cm 长的蒂。
- 瓣膜应在置入前获取。
- 供区多层缝合。在供区放置两个引流管。从股外侧肌缝合到股直肌，然后缝合深层真皮和皮肤。

19.5.3　游离瓣膜置入

- 游离瓣膜通过唇下切口、前颌骨切开术进入上颌窦。然后将瓣膜穿过上颌骨内侧切除缺损进入鼻腔（图 19.1b）。
- 接下来，通过内镜对瓣膜进行定位。远端部分瓣膜的位置朝向颅底缺损的后部。
- 肌肉以覆盖方式放置在颅底缺损上。Freer 升降器用于将瓣膜定位在内侧和上方，以消除鼻窦和颅内腔之间的连通。肌肉直接位于缺损上方。
- 然后用不可吸收填塞物（例如可膨胀海绵）更好地支撑肌肉。通常，使用两个可膨胀海绵向上支撑瓣膜。重要的是鼻部要足够支撑瓣膜并保持组织稳定，但不足以造成压力和影响游离瓣膜血供。鼻通气道放置在下方以支撑瓣膜并提供鼻气道。
- 瓣膜插入后，蒂从唇下切口穿过颊侧空间，深入颊肌，到达颈部切口和受体血管。Penrose 引流管有助于引导蒂通过通道。重要的是该通道足够大以防止蒂受压。
- 如果蒂长度不足，可以考虑静脉移植。
- 微血管吻合以标准方式进行。在再灌注之前完成瓣

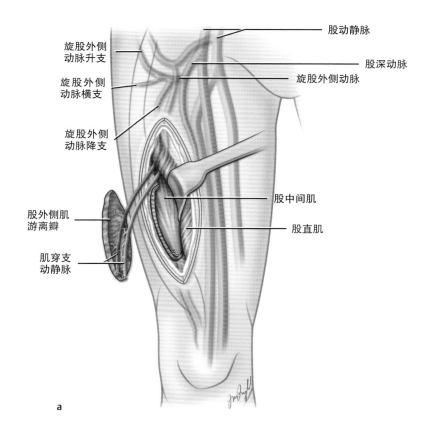

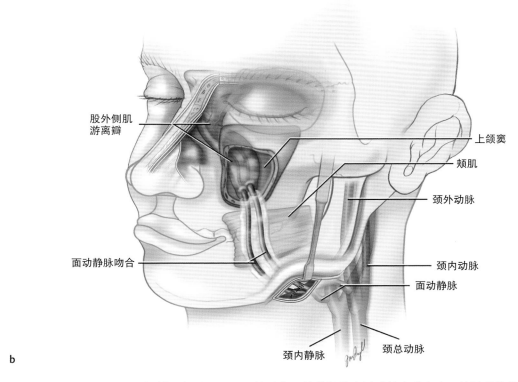

图 19.1　a. 股外侧肌游离组织移植（VLFTT）解剖示意图。VLFTT 是对大腿前外侧游离瓣膜的改进方式。该瓣膜的蒂是进入肌肉的旋股外侧动脉降支。沿着瓣膜蒂可以获取一条狭长的（长 26cm，宽 3cm）股外侧肌瓣。b. 游离瓣膜通过唇下切口、前颌骨切开，进入上颌窦。然后将瓣膜通过内侧上颌骨切除进入鼻腔。接下来，内镜下将肌瓣以覆盖方式放置在颅底上方。置入皮瓣后，将瓣膜蒂从唇下切口穿过颊侧空间，深入到颊肌，到达颈部切口。面部血管是可靠的受体血管，可以通过下颌下切口进入

膜的置入很重要。再灌注可导致游离瓣膜组织水肿、扩大和移位。

- 以多层方式冲洗和闭合唇下和颈部切口。牙龈颊切口以水密方式闭合，以保护蒂不与口腔相通。在颈部放置引流管。
- 多普勒超声用于识别吻合口的动脉信号。当信号通过通道进入鼻腔时，在颈部或面部应该很容易识别信号。该位置以缝线标记，以便术后进行瓣膜监测。

19.6　术后管理

- 鼻通气道和填塞物至少保留 7 天。
- 通常不需要预防性腰椎穿刺置管。
- 经颌入路通常不需要预防性气管切开术。然而，对于可能导致气道阻塞的咽后和经腭入路，可能需要进行气管切开术。
- 患者需入住神经重症监护病房观察 24h。
- 手术后立即进行头部 CT 检查，以排除颅内并发症并检查瓣膜的位置。
- 可以根据需要考虑包括 MRI 在内的其他成像，例如，需要确认肿瘤完整时切除。
- 通过我们机构的标准流程进行游离瓣膜检查。通常通过肉眼观察及多普勒超声确认流量来监测瓣膜。由于游离瓣膜置入颅底无法通过肉眼直接观察，通常通过多普勒超声监测。
- 患者持续使用 7 天抗生素。对于内镜颅底手术的抗生素治疗方案暂无一致建议。预防性抗生素的使用时间因机构而异。我们建议在鼻腔填塞物未去除的情况下使用抗生素，直到术后第 7 天将其移除。
- 术后第 1 天开始喷生理盐水以防止鼻结痂。
- 鼻通气道和填塞物放置 7 天。可膨胀海绵在移除之前用生理盐水饱和，以防止在移除时撕破瓣膜。一旦去除所有鼻腔填塞物，指示患者继续使用鼻腔生理盐水并开始鼻腔冲洗。
- 患者在术后第 7 天左右出院。
- 出院后约 1 周安排门诊随访。鼻内镜检查和清理在术后进行，通常从手术开始持续 4~6 周。

19.7　并发症

- 内镜颅底游离瓣膜重建术后并发症的准确发生率受手术数量的影响。目前的发生率主要基于开放式

游离瓣膜重建而不是内镜。

- 游离瓣膜失败是内镜颅底游离瓣膜重建的主要并发症。文献报道游离瓣膜失败率低。据报道，颅底重建中游离瓣膜的成功率为 94%。
- 鼻腔和颅内腔分隔不充分会导致脑积气、脑脊液漏和包括脑膜炎与颅内脓肿在内的颅内感染。在我们接受 VLFTT 进行颅底重建的 4 例患者队列中，1 例患者出现术后急性细菌性脑膜炎，另外 1 例出现硬脑膜外脓肿。使用游离瓣膜进行内镜颅底重建的类似病例系列也报告了术后感染的高发生率（5 例患者中有 2 例）。这些结果支持围术期使用抗生素。在一项有 1000 例接受鼻内镜颅底手术患者的研究中，包括脑膜炎在内的感染发生率为 1.8%。感染的最重要危险因素是术后脑脊液漏。游离瓣膜颅底重建中脑脊液漏的发生率为 5%~11.8%。
- 手术后的鼻塞被认为是后遗症而不是并发症。术后即刻有近乎完全的鼻塞。随着时间的推移，肌瓣会明显萎缩，并且经常在最初的 2 个月内发生黏膜化。
- 长期鼻窦并发症包括因与瓣膜或鼻内手术相关的解剖流出道阻塞而形成的黏液囊肿。
- 除颅底并发症外，游离瓣膜供区和颈部切口部位也有并发症。这包括血肿、积液和伤口感染。

参考文献

[1] Hachem RA, Elkhatib A, Beer-Furlan A, Prevedello D, Carrau R. Reconstructive techniques in skull base surgery after resection of malignant lesions: a wide array of choices. Curr Opin Otolaryngol Head Neck Surg. 2016; 24(2):91–97.

[2] Ein L, Sargi Z, Nicolli EA. Update on anterior skull base reconstruction. Curr Opin Otolaryngol Head Neck Surg. 2019; 27(5):426–430.

[3] Reyes C, Mason E, Solares CA. Panorama of reconstruction of skull base defects: from traditional open to endonasal endoscopic approaches, from free grafts to microvascular flaps. Int Arch Otorhinolaryngol. 2014; 18 Suppl 2:S179–S186.

[4] Teknos TN, Smith JC, Day TA, Netterville JL, Burkey BB. Microvascular free tissue transfer in reconstructing skull base defects: lessons learned. Laryngoscope. 2002; 112(10):1871–1876.

[5] Llorente JL, Lopez F, Camporro D, et al. Outcomes following microvascular free tissue transfer in reconstructing skull base defects. J Neurol Surg B Skull Base. 2013; 74(5):324–330.

[6] Krane NA, Troob SH, Wax MK. Combined endoscopic and transcervical approach for free flap reconstruction of nasopharyngeal and clival defects: a case report. Microsurgery. 2019; 39(3):259–262.

[7] Herr MW, Lin DT. Microvascular free flaps in skull base

reconstruction. Adv Otorhinolaryngol. 2013; 74:81–91.

[8] Macía G, Picón M, Nuñez J, Almeida F, Alvarez I, Acero J. The use of free flaps in skull base reconstruction. Int J Oral Maxillofac Surg. 2016; 45(2):158–162.

[9] Rowe D, Emmett J. Reconstruction of the base of skull defect-lessons learned over 25 combined years. J Neurol Surg B Skull Base. 2016; 77(2):161–168.

[10] Kang SY, Spector ME, Chepeha DB. Perforator based rectus free tissue transfer for head and neck reconstruction: new reconstructive advantages from an old friend. Oral Oncol. 2017; 74:163–170.

[11] Schwartz MS, Cohen JI, Meltzer T, et al. Use of the radial forearm microvascular free-flap graft for cranial base reconstruction. J Neurosurg. 1999; 90(4):651–655.

[12] Kakarala K, Richmon JD, Durand ML, Borges LF, Deschler DG. Reconstruction of a nasopharyngeal defect from cervical spine osteoradionecrosis. Skull Base. 2010; 20(4):289–292.

[13] Kang SY, Eskander A, Hachem RA, et al. Salvage skull base reconstruction in the endoscopic era: vastus lateralis free tissue transfer. Head Neck. 2018; 40(4):E45–E52.

[14] Rodriguez-Lorenzo A, Driessen C, Mani M, Lidian A, Gudjonsson O, Stigare E. Endoscopic assisted insetting of free flaps in anterior skull base reconstruction:A preliminary report of five cases. Microsurgery. 20 20; 40(4):460–467.

[15] Chapchay K,Weinberger J, Eliashar R, Adler N. Anterior skull base reconstruction following ablative surgery for osteoradionecrosis: case report and review of literature. Ann Otol Rhinol Laryngol. 2019; 128(12):1134–1140.

[16] Moyer JS, Chepeha DB, Teknos TN. Contemporary skull base reconstruction. Curr Opin Otolaryngol Head Neck Surg. 2004; 12(4):294–299.

[17] Sinha P, Desai SC, Ha DH, Chicoine MR, Haughey BH. Extracranial radial forearm free flap closure of refractory cerebrospinal fluid leaks: a novel hybrid transantral-endoscopic approach. Neurosurgery. 2012; 71(2) Suppl Operative:ons219–ons225, discussion ons225–ons226.

[18] Miller MJ, Schusterman MA, Reece GP, Kroll SS. Interposition vein grafting in head and neck reconstructive microsurgery. J Reconstr Microsurg. 1993; 9(3):245–251, discussion 251–252.

[19] Hackman TG. Endoscopic adipofascial radial forearm flap reconstruction of a clival defect. Plast Reconstr Surg Glob Open. 2016; 4(11):e1109.

[20] London NR, Jr, Ishii M, Gallia G, Boahene KDO. Technique for reconstruction of large clival defects through an endoscopic-assisted tunneled retropharyngeal approach. Int Forum Allergy Rhinol. 2018; 8(12):1454–1458.

[21] Vieira S, Nabil A, Maza G, et al. Salvage free tissue transfer for clival osteoradionecrosis after repeat proton beam therapy. World Neurosurg. 2020; 138:485–490.

[22] Johans SJ, Burkett DJ, Swong KN, Patel CR, Germanwala AV. Antibiotic prophylaxis and infection prevention for endoscopic endonasal skull base surgery: our protocol, results, and reviewof the literature. J Clin Neurosci. 2018; 47:249–253.

[23] Kono Y, Prevedello DM, Snyderman CH, et al. One thousand endoscopic skull base surgical procedures demystifying the infection potential: incidence and description of postoperative meningitis and brain abscesses. Infect Control Hosp Epidemiol. 2011; 32(1):77–83.

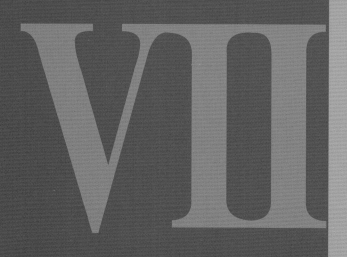

第 20 章　游离瓣膜重建

Adedamola Adepoju, Courtney Carpenter, Maria Peris-Celda, Carlos D. Pinheiro-Neto

20.1　病例介绍

20.1.1　临床表现

　　一例 50 岁女性患者，因长期滥用可卡因而导致硬腭、鼻窦和前颅底结构广泛侵蚀，10 年前曾患有严重的耐甲氧西林金黄色葡萄球菌（MRSA）脑膜炎。她在外院进行了双额开颅手术，利用颅骨的自体骨移植物进行颅底重建。手术后，自诉有数年的慢性鼻窦炎症状，直到我院就诊时主诉鼻痛和脓性分泌物。鼻内镜检查显示前颅底鼻黏膜严重炎症，有一小块暴露的骨移植物。未见明显脑脊液漏出，送鼻涕进行 β_2 转铁蛋白试验呈阴性。HRCT 显示自体骨移植物沿颅底从额窦后壁到蝶骨平面。从前颅底至额窦的移植物通过钛板进行固定。钢板从一侧的眶顶桥接到对侧的眶顶，并用钛螺钉固定在两个眶顶和植骨上（图 20.1）。患者接受了内镜鼻腔内手术进行清创和用残留的中鼻甲带血管的瓣膜覆盖暴露的骨骼。暴露的骨移植物具有软骨区域，这些区域被清创并送去进行微生物学和病理学检查。没有硬脑膜缺损或脑脊液漏。组织培养 MRSA 呈阳性，病理证实为骨髓炎。感控中心建议完全移除骨移植物。

20.1.2　手术过程

　　进行内镜鼻内入路以暴露前颅底，包括宽的 Draf Ⅲ 额窦切开术。骨移植物被磨除，直到它足够薄，可以用 Cottle 解剖器和咬骨钳从硬脑膜上解剖。用咬骨钳将骨移植物与钛板分离。完全移除骨移植物后，将钛板从眶顶分离。首先，将筛骨板部分去除，并从眶顶解剖眶周。进行横向解剖直到所有螺钉暴露。眶顶在螺钉周围钻孔，直到板分离并移除。在切除结束时，存在大面积暴露的硬脑膜（3.2cm× 2.1cm），在靠近蝶骨的缺损后缘有低流量的脑脊液漏。

　　股外侧肌游离组织移植（VLFTT）用于颅底重建。通过上颌窦将瓣膜转移到鼻腔。进行了右唇下切口，并完成了广泛的前颌骨切开术以暴露上颌窦。在该例患者中，由于上颌骨的内侧壁因滥用可卡因而被完全侵蚀，因此不需要进行上颌骨内侧切除术。进行右侧下颌下颈部切口以暴露面部动脉和静脉。在通过颊间隙解剖通道后，将瓣膜的蒂从唇下切口转移到颈部。这条通道深入浅表肌肉腱膜系统（SMAS）和颈阔肌。

　　首先，将 Penrose 引流管穿过解剖通道。然后标记血管蒂的方向以避免扭曲，并小心地插入位于唇下切口处的 Penrose 引流管腔中。轻轻稳定地拉动位于颈部的 Penrose 引流管的另一端，完成瓣膜蒂的转位。这使得被保护在 Penrose 管腔内的血管蒂能够通过面部隧道从唇下切口滑到颈部切口。经上颌窦将瓣膜转位至鼻腔，与颈部面部动静脉完成微血管吻合（图 20.2）。在内镜下置入瓣膜并覆盖整个前颅底缺损，注意避免额窦流出物阻塞。

　　沿着与颅底接触的瓣膜边缘使用氧化纤维素片，然后使用硬脑膜密封剂。为了支持重建，将可吸收填塞物放置在与瓣膜接触的位置，然后在两侧沿鼻腔底部放置不可吸收填塞物。

20.1.3　术后随访

　　患者术后表现良好，静脉抗生素治疗 6 周。手术后 18 个月的鼻内镜随访显示游离瓣膜愈合良好至颅底，没有感染证据和鼻窦流出物（图 20.3）。计算机断层扫描（CT）显示没有证据表明颅内积气或瓣膜和大脑之间有任何聚集（图 20.4）。患者没有进一步的脑脊液漏、脑膜炎、鼻窦炎或面部蜂窝织炎。

20.2　挑战

- 由于可卡因滥用破坏了包括硬腭在内的鼻窦结构，因此没有可用的鼻内瓣膜。

- 由于前颅底重建之前进行了开颅手术，无法使用颅周瓣膜。

- 由于可卡因滥用导致鼻腔整体血管化受损，因此任

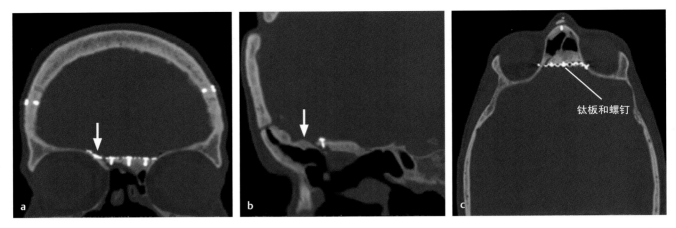

图 20.1 CT 显示用钛板和螺钉固定的骨移植物来重建前颅底缺损。a. 冠状位，移植物固定在眶内侧壁（箭头）。b. 矢状位，前颅底骨质增生（箭头）。c. 轴位

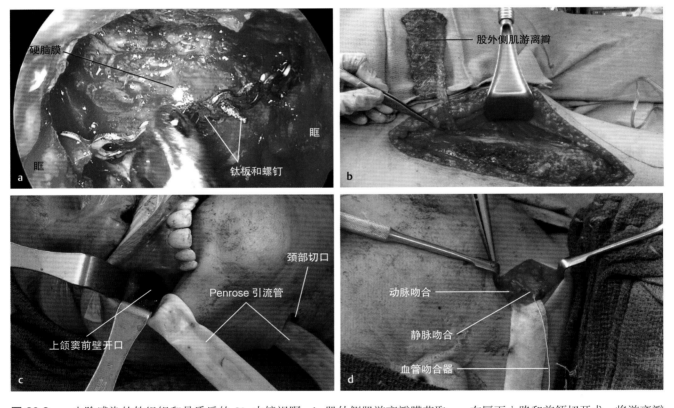

图 20.2 a. 去除感染的软组织和骨质后的 0° 内镜视野。b. 股外侧肌游离瓣膜获取。c. 右唇下入路和前颌切开术，将游离瓣膜置入鼻腔。显示从颈部切口到唇下切口的 Penrose 引流管。d. 面部动静脉微血管吻合

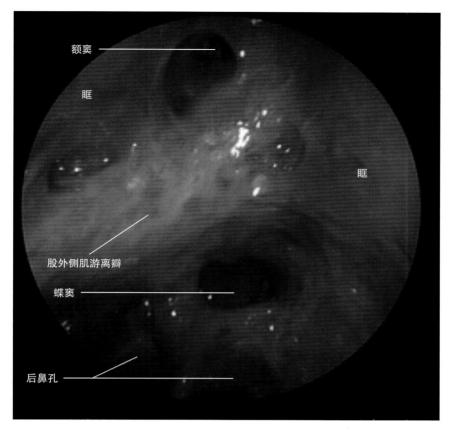

图 20.3　术后 18 个月鼻内镜显示股外侧肌游离瓣膜黏膜结构良好，已愈合至前颅底。额窦和蝶窦开口通畅

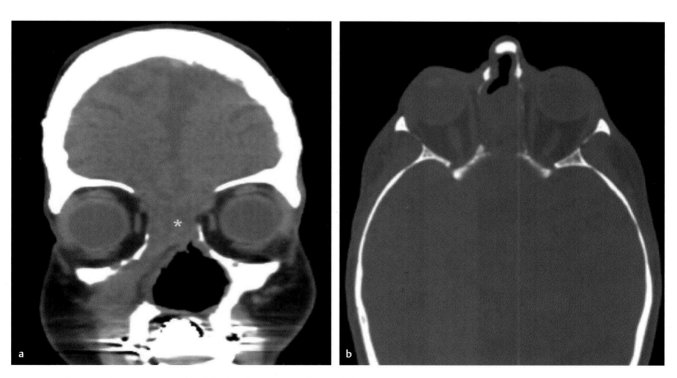

图 20.4　术后 18 个月 CT 显示皮瓣覆盖前颅底。a. 冠状位，股外侧肌游离瓣（＊）。b. 轴位，注意皮瓣前的额窦开口

何组织移植的受体部位较差。

- 要求使用内镜鼻内途径去除固定在眶顶颅内表面的已经污染的植入物。

20.3 讨论

使用大腿前外侧游离瓣膜进行颅底重建需要经验丰富的颅底团队，包括专职于内镜颅底手术的微血管外科医生。游离瓣膜的采集必须与沿颅底的受体部位的准备相协调。将瓣膜移位到前颅底是一个重要步骤。上颌窦前壁和中壁开口不足会压迫瓣膜。在评估经上颌骨通道的充分性时，应考虑瓣膜的再灌注水肿。

通过内镜鼻内入路去除感染的骨移植物和植入物，需要医生熟悉眶冠状板的解剖和角度内镜的使用技巧，因为该板在眶顶位于外侧且非常靠前。经颅取出植入物是一种可选方式，因为这会增加手术的风险，特别是这位曾做过开颅手术的患者。

20.4 其他方案

在这种情况下，重建的替代选择很少：

- 由于活动性感染，禁止对该患者进行单独的移植物重建。由于可卡因滥用导致的血管损伤导致受体部位的缺陷和血管化不良也是阻碍移植物重建的因素。

- 没有可用的鼻内瓣膜。

- 唯一可用的区域瓣膜是颞顶筋膜（TPF）瓣膜（更常用于后颅底缺损）和颊肌黏膜瓣膜（在颅底重建中的临床应用有限）。对于如此大的前颅底缺损，这两种瓣膜都不理想，特别是在该受体部位血管化不良的患者中。

- 考虑到患者的病史，建议进行更坚固且血管丰富的重建。

20.5 结论

在有再次手术、可卡因滥用史和鼻内组织缺乏用于血管化瓣膜重建基础的情况下，颅底重建具有挑战性。对不同瓣膜重建技术的熟悉和经验需要一个多学科的内镜颅底团队。

参考文献

[1] Hanasono MM, Sacks JM, Goel N, Ayad M, Skoracki RJ. The anterolateral thigh free flap for skull base reconstruction. Otolaryngol Head Neck Surg. 2009; 140(6):855–860.

第 21 章 帽状腱膜 – 额肌瓣

Adedamola Adepoju, Tyler Kenning, Maria Peris-Celda, Carlos D. Pinheiro-Neto

21.1 病例介绍
21.1.1 临床表现

一例 55 岁女性患者，有 V 因子 Leiden 病史，大型嗅沟脑膜瘤伴进行性加重嗅觉、味觉缺失。患者在外院行双额冠状切口，部分切除肿瘤，术中额窦开放。病理报告为 WHO II 级脑膜瘤。患者术后立刻出现脑脊液漏，再次行双额开颅手术修补。筛板处残余肿瘤予以质子放疗。术后 8 年患者因前颅窝底肿瘤进展并扩展至嗅裂、眶顶（图 21.1）而转入我院。经鼻内镜筛窦上和左侧经眉弓眶上联合入路全部切除眶上肿瘤，并将前颅窝底及左侧眶顶硬脑膜清除。由于之前开颅导致额窦开放，额窦前壁颅骨缺损相当靠前。采用颞肌及脂肪填充额窦缺损处，减少颅内无效腔。之后，置入人工合成硬脑膜及筋膜重建颅底。取得右侧鼻中隔黏膜瓣（NSF）用于覆盖重建。之前前方有一处小间隙未能被 NSF 覆盖，人造真皮用于覆盖该间隙。

4 周之后，患者出现鼻漏，液体清亮。鼻内镜显示 NSF 前缘有一处小缺损，伴有脑脊液漏。经鼻内镜下行颅底探查并取部分腹直肌修补缺损。1 周后，患者出现其他处脑脊液漏，伴广泛无症状颅内积气。鼻内镜显示持续的颅前方缺损伴脑脊液漏，之前被人造真皮覆盖处并未愈合（图 21.2）。

21.1.2 手术过程

双额开颅探查颅前窝底缺损并用帽状腱膜 – 额肌瓣重建。骨膜下分离皮瓣至鼻根。移除之前开颅的骨瓣，将硬脑膜仔细地从 NSF 上游离至蝶骨平台。自皮瓣上取帽状腱膜 – 额肌瓣，前方蒂部宽，被固定并覆盖在前颅底：双侧眶顶，并延伸至蝶骨平台。重点的额窦流出处被瓣膜良好地封闭。充分地咬除骨瓣前方，避免压迫瓣膜蒂部。轻柔地向后固定缝合皮瓣，避免牵拉瓣膜，影响覆盖。因缺少帽状腱膜，采用 Prolene 缝线轻柔地全层缝合皮瓣。

21.1.3 术后管理

脑脊液漏及颅内积气缓解（图 21.3）。无面部颜色改变或轮廓变形。数月之后，患者鞍结节处肿瘤复发，压迫右侧视神经管。内镜下视神经减压并切除肿瘤。采用左侧 NSF 重建蝶鞍上方缺损。

21.2 挑战

• 之前的放疗及手术。
• 之前的蝶窦开放，导致缺损的前界到了额窦的前壁，超出了 NSF 所能到达的范围。
• 之前手术已采用骨膜瓣，重建术中无法再用此选项。颅底广泛的硬脑膜及骨质切除。

21.3 讨论

这是一例典型的内镜开颅手术后再次穿通开颅手术并颅底重建术。对于复发肿瘤，应该采用颅前窝底暴露更广的改良手术。然而，骨膜瓣的缺失是开放后重建的额外挑战。并且，考虑到非典型脑膜瘤的侵袭属性，经颅入路无法提供至筛骨区域的最佳通道。而单纯鼻内入路对于暴露眶上部位肿瘤效果欠佳。因此，联合经鼻内镜和眶上开颅可以实现肿瘤的最大切除，并避免打开原双侧冠状入路。

导致该病例具有挑战性的一个重要因素是额窦开放的范围，导致缺损的前缘极度靠前。NSF 无法全面覆盖。那时，我们还没有开始采用自翼腭窝扩大游离瓣膜蒂部的技术（第 6 章）。该技术改进可以避免术后在 NSF 边缘处出现脑脊液漏。额窦后壁的缺失对于重建造成巨大挑战，缺少对外植入物的支撑。另外，肿瘤切除及额窦开放后导致前方出现"脑脊液柱"对前缘的重建构成压力。

在大多数大型颅前窝底缺损病例中，当 NSF 不可用时，颅骨膜可作为备用选项。然而，该病例的颅骨膜已在之前的重建术中使用过。因此，术者选择了很少使用但同有效的帽状腱膜。该膜与颅骨膜

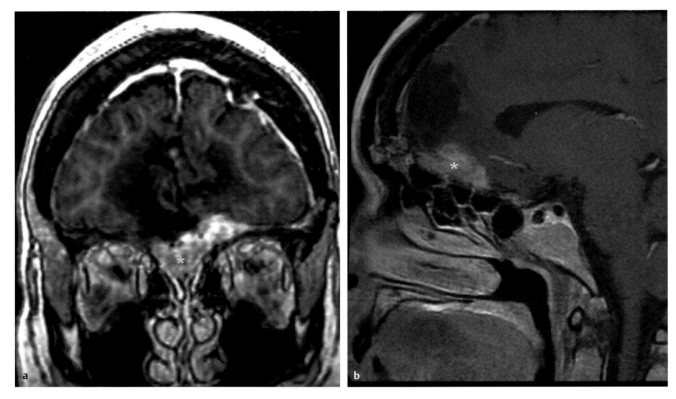

图 21.1 术前 T1 增强 MRI。a. 冠状位显示脑膜瘤（＊）侵犯嗅裂并向左侧眶顶蔓延。b. 矢状位显示肿瘤（＊）向前侵犯至额骨

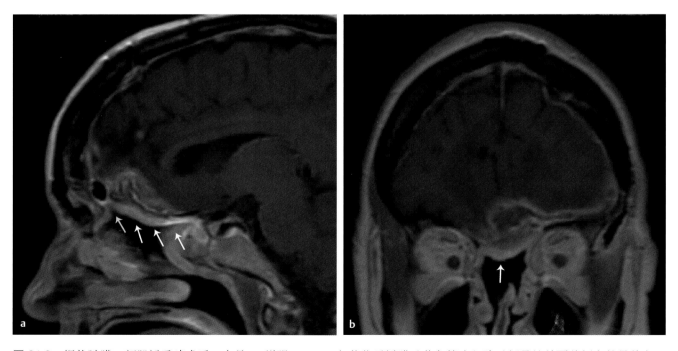

图 21.2 帽状腱膜 – 额肌瓣重建术后 3 个月 T1 增强 MRI。a. 矢状位示瓣膜（黄色箭头）跨过额骨缝并覆盖颅底的最前方。白色箭头示 NSF。b. 冠状位示厚的帽状腱膜 – 额肌瓣向两侧延伸并充满额窦开放处

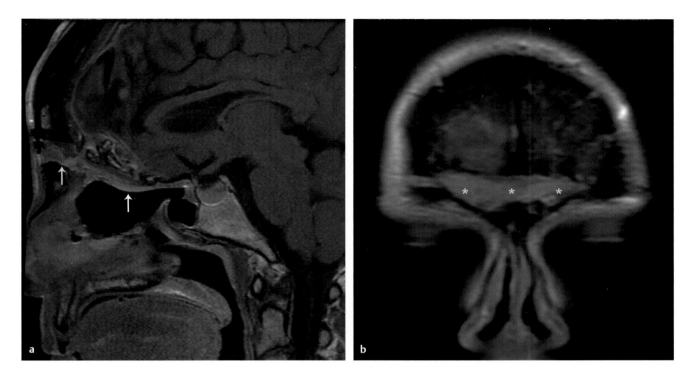

图 21.3　T1 增强 MRI。肿瘤切除 5 周后出现术后脑脊液漏。a. 矢状位上强化的 NSF（白色箭头），黄色箭头显示 NSF 前缘和颅骨缺损前缘处存在的间隙，造成脑脊液漏及缺损上方的颅内积气。b. 冠状位上显示强化的 NSF（*）覆盖两侧眼眶之间

具有类似的血运，但比后者要厚，可以最大限度地阻止硬脑膜缺损处脑组织下垂。决定能否采用帽状腱膜瓣的因素包括：①头皮厚度，与厚头皮相比，薄头皮的帽状腱膜更薄，皮肤坏死的风险更高；②技术经验，瓣膜需要从皮下分离，而两者间无明显间隙。与帽状腱膜相延续的额肌也需要从额部一起游离。相关并发症包括面部瘢痕、皮肤坏死、额肌功能丧失、面部表情改变。与颅骨膜一样，帽状腱膜瓣在鼻腔面有一个较长时间的黏膜化并结痂过程，患者需多次复查，进行鼻腔清创。

该患者之前采用筛窦上入路，保留了部分筛窦黏膜和对侧鼻中隔黏膜。数月后，鞍结节部位肿瘤复发，压迫右侧视神经。再次采用内镜手术切除肿瘤，并对缺损部位采用对侧 NSF 进行重建。

21.4 其他方案

- 既然右侧 NSF 之前被用于重建，持续的颅前窝底缺损本可以用对侧翼腭窝游离的带蒂 NSF 进行修复。这本来可以增加瓣膜的稳定性以及对缺损前缘的覆盖。然而，由于双侧黏膜缺乏软骨膜化，在右侧 NSF 黏膜化之前取对侧 NSF 将显著增加术后鼻中隔畸形的风险。
- 翼腭窝游离的带蒂前方鼻侧壁黏膜瓣或者后方鼻侧壁黏膜瓣，均是潜在的用于重建的良好选择。然而，考虑到患者的放疗史、前期内镜修复失败史、缺损部位、额窦开放等因素，术者选择了前方描述的较好方案。
- 颞顶筋膜瓣，但缺损的最前方超过了颞顶筋膜瓣的覆盖范围。
- 虽然该患者有多种可行选项，但帽状腱膜 – 额肌瓣为缺损区域的关键部位提供了最广泛的覆盖。由前向后置入帽状腱膜 – 额肌瓣，覆盖双侧眶顶，为在额窦前壁与之前置入的 NSF 前缘之间的间隙提供了完美并牢靠的重建。宽蒂部创造了一个稳固且有效的"帐篷"效果，抵抗脑脊液压力。单纯经鼻重建方式无法实现这种效果。

21.5 总结

对于有多次手术和化疗史的病例，颅底重建具有挑战性。多数术后脑脊液漏可以通过微侵袭技术，包括内镜下采用外植入物或者鼻黏膜瓣进行修复。对于高危患者，尤其是尝试过微侵袭技术并失败病例，推荐升级重建等级，而不是继续坚持微侵袭方案。在本病例中，切除复发肿瘤时未采用的原双额开颅，在重建失败后，再次被采用。平时很少用的帽状腱膜 – 额肌瓣被采用。在极端的情况下，额部中线旁皮肤去表皮化的瓣膜也是封堵颅前窝底缺损的一个选项。这个病例也说明了经鼻内镜手术中保存鼻腔结构的重要性。对侧的 NSF 在之后复发的鞍结节肿瘤切除过程中被用于重建。

参考文献

[1] Peris-Celda M, Pinheiro-Neto CD, Funaki T, et al. The extended nasoseptal flap for skull base reconstruction of the clival region: an anatomical and radiological study. J Neurol Surg B Skull Base. 2013; 74(6):369–385.

[2] Patel MR, Shah RN, Snyderman CH, et al. Pericranial flap for endoscopic anterior skull-base reconstruction: clinical outcomes and radioanatomic analysis of preoperative planning. Neurosurgery. 2010; 66(3):506–512, discussion 512.

[3] Price JC, Loury M, Carson B, Johns ME. The pericranial flap for reconstruction of anterior skull base defects. Laryngoscope. 1988; 98(11):1159–1164.

[4] Snyderman CH, Janecka IP, Sekhar LN, Sen CN, Eibling DE. Anterior cranial base reconstruction: role of galeal and pericranial flaps. Laryngoscope. 1990; 100(6):607–614.

[5] Ito E, Watanabe T, Sato T, et al. Skull base reconstruction using various types of galeal flaps. Acta Neurochir (Wien). 2012; 154(1):179–185.

[6] Peris Celda M, Kenning T, Pinheiro-Neto CD. Endoscopic superior ethmoidal approach for anterior cranial base resection: tailoring the approach for maximum exposure with preservation of nasal structures. World Neurosurg. 2017; 104:311–317.

第 22 章　坏死的颅周瓣膜

Carl H. Snyderman, Paul A. Gardner

22.1　病例介绍

22.1.1　临床表现

一例 62 岁男性，颅前窝底鳞状细胞癌经鼻窦内镜手术及放疗后 1 年复发。影像学显示肿瘤侵犯颅前窝底，眶内未受累。硬脑膜有侵犯，但无硬脑膜下生长（图 22.1）。患者病态肥胖并患 2 型糖尿病及高血压。内镜检查证实了病灶的范围。由于之前经鼻窦手术的范围，局部鼻腔黏膜无法用于重建。转移病灶检查阴性，考虑选择手术治疗（经鼻切除颅前窝底病灶并用颅外的颅周瓣膜重建）。

22.1.2　手术过程

采用内镜经鼻，经额/筛/蝶骨平台入路切除颅前窝底病灶（骨、硬脑膜、嗅球、嗅束）。切除的硬膜和嗅神经边缘经冷冻切片均被证实阴性。

对颅前窝底采用 3 层重建：人工硬脑膜、阔筋膜、颅外颅周瓣膜。以具有血运的颅外颅周瓣膜收尾（图 22.2）。人工硬脑膜置于大脑和硬脑膜之间。阔筋膜覆盖在硬脑膜外，如果可能，可将阔筋膜塞入硬脑膜外间隙，在硬脑膜和骨骼之间以及眶顶上方。双冠状头皮切口提供了基于右侧眶上和滑车上血管的单侧颅周瓣膜的游离。对鼻根骨进行钻孔以形成一个窗口，用于在颅底平面下方引入颅外颅周瓣膜。瓣膜蒂略微向一侧移位以保持额窦开放的通畅，但需小心地在额窦后壁的下缘向后折叠。明胶海绵和膨胀海绵用以支撑重建。放置腰大池引流管，以 10mL/h 的速度引流脑脊液 72h。

22.1.3　术后管理

术后当天计算机断层扫描（CT）显示中度颅内积气，符合术后变化（图 22.3a）。术后第 3 天拔除腰大池引流管。术后第 4 天，由于神智状态发生变化，复查 CT 显示颅内积气增加，有张力性气颅表现（图 22.3b）。鼻腔填塞物位置正常，没有脑脊液漏的临床证据。

22.2　挑战

该患者同时存在多种挑战：
- 急性神智状态改变——鉴别诊断、评估。
- 张力性气颅——危险因素、管理、预防。
- 瓣膜坏死——重建选择。

22.3　讨论

由于颅内积气增多和神智状态改变，患者通过非循环呼吸面罩接受纯氧吸入，进手术室。手术部位的内镜检查显示：颅周瓣膜坏死，阔筋膜和颅周瓣膜之间有空气（图 22.4）。内镜下清除坏死瓣膜，阔筋膜似乎是完整的。重新打开双冠状切口以获得残留的颅骨膜。鼻根处骨窗大小似乎不足，瓣膜蒂因术后水肿而受压。将瓣膜蒂进一步清创，扩大骨窗。从对侧取颅周瓣膜并通过开口转位以覆盖阔筋膜。在填塞鼻腔之前，插入鼻喇叭以防止张力性气颅（图 22.5）。重新留置腰大池引流管。

复查 CT 显示颅内积气缓解（图 22.6）。拔除鼻腔填塞物后进行内镜检查，确认瓣膜具有活性，并且无脑脊液漏。

多重因素导致重建的失败。根源分析（Root Cause Analysis）是查找原因和创造学习机会的有用工具（图 22.7）。

- 伴有阻塞性睡眠呼吸暂停的病态肥胖，具有较高的上气道压力，增加张力性气颅的风险。构成重建不同层次之间的分离会延迟血运形成并增加感染和瓣膜坏死的风险。
- 病态肥胖和阻塞性睡眠呼吸暂停也会增加颅内压和术后脑脊液漏的风险。
- 之前的放疗可能会阻碍血运形成。
- 与双侧皮瓣相比，单侧颅周瓣膜的蒂部较窄（易发生扭转）且血管较少。游离瓣膜的过度解剖可能会影响血液供应。

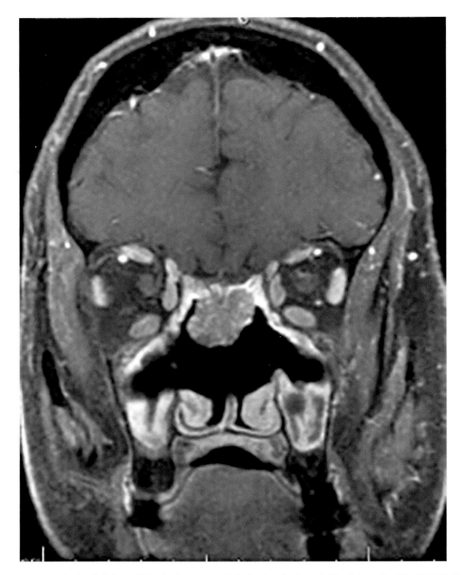

图 22.1 冠状位 T1 MRI 显示复发肿瘤位于前颅底中央，无颅内或眼眶侵犯。之前手术已广泛切除了鼻窦结构，鼻中隔黏膜或鼻侧壁黏膜已失去了血管蒂

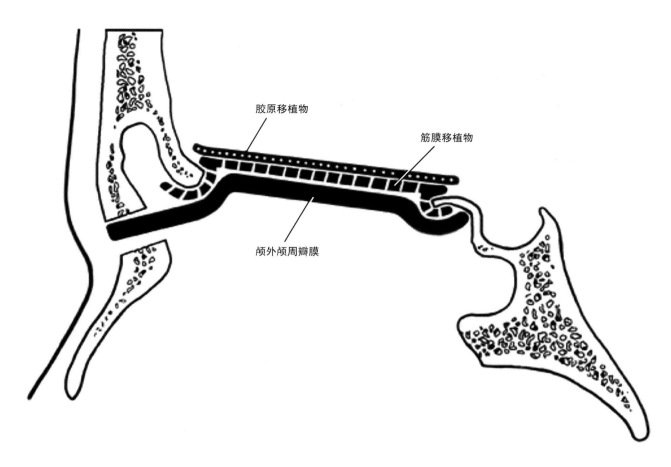

图 22.2 示意图显示了颅前窝底的 3 层重建，包括人工硬脑膜、阔筋膜、颅外颅周瓣膜

图中标注：
胶原移植物
筋膜移植物
颅外颅周瓣膜

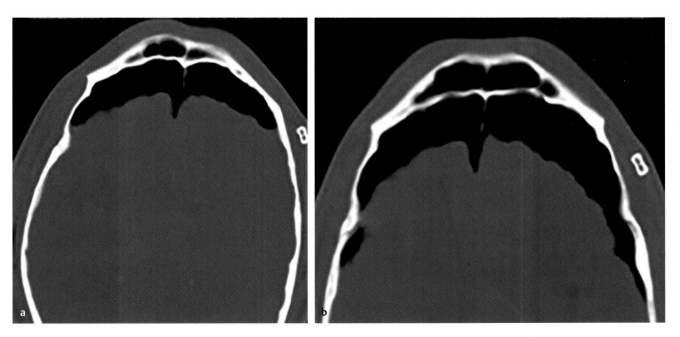

图 22.3 a. 术后当天 CT 显示中度颅内积气，符合术后表现。b. 术后 4 天 CT 显示积气增加的张力性气颅

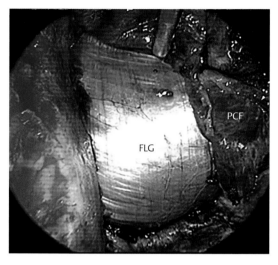

图 22.4 彻底清除无活性的颅周瓣膜（PCF），暴露完整的阔筋膜（FLG）

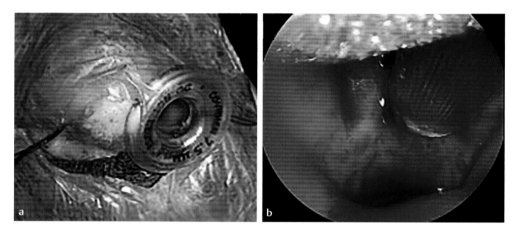

图 22.5 a. 鼻喇叭被放置在鼻腔填塞物下方。蓝色丝线来自填塞物。b. 鼻喇叭的鼻咽末端可防止鼻内高压的产生，从而降低张力性气颅的潜在风险

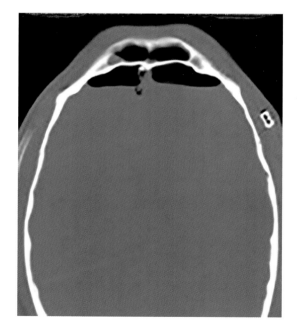

图 22.6 复查 CT 显示颅内积气缓解

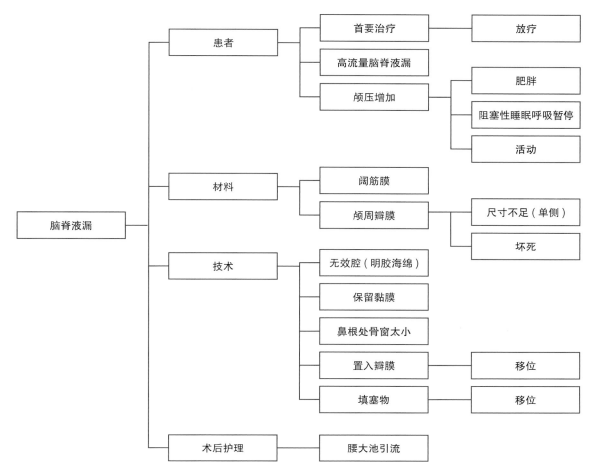

图 22.7　根源分析

- 大的瓣膜蒂可能会被鼻根处的小骨窗压迫，尤其是在瓣膜蒂术后水肿的情况下。

22.4　其他方案

由于之前手术范围广，本例患者的其他重建方案有限，可能方案包括：
- 使用额外的阔筋膜层和周围可能的脂肪移植进行非血管化的二次重建。
- 无微血管的瓣膜。
- 颞肌筋膜瓣和颞顶筋膜瓣不太可能到达需要覆盖的区域。

22.5　总结

- 当鼻中隔黏膜瓣不可用时，颅外颅周瓣膜是可考虑的具有血运的瓣膜，以重建颅前窝底。
- 虽然修复较大的缺损可能需要双侧皮瓣，但单侧颅周瓣膜通常是足够的，在需要时，可保留再次手术所需的瓣膜。

- 为了防止颅外颅周瓣膜蒂受压，鼻根处骨窗开口一定要足够大。鼻根的位置将不会产生长期的畸形，无论骨窗大小。
- 术后连续 CT 显示颅内积气增多，提示有硬脑膜瘘，即使无脑脊液鼻漏症状。
- 张力性气颅可通过放置鼻咽气道来预防。
- 避免在组织层之间放置无血运组织/材料（明胶海绵、黏胶、脂肪组织、骨移植物和同种异体移植物）。重建层（阔筋膜、瓣膜）应相互接触，以促进早期血运形成。瓣膜的鼻内表面应用填塞物支撑以消除无效腔。
- 术后硬脑膜缺损的最佳处理方法是早期手术干预。

参考文献

[1] Zanation AM, Snyderman CH, Carrau RL, Kassam AB, Gardner PA, Prevedello DM. Minimally invasive endoscopic pericranial flap: a

new method for endonasal skull base reconstruction. Laryngoscope. 2009; 119(1):13–18.

[2] Patel MR, Shah RN, Snyderman CH, et al. Pericranial flap for endoscopic anterior skull-base reconstruction: clinical outcomes and radioanatomic analysis of preoperative planning. Neurosurgery. 2010; 66(3):506–512, discussion 512.

第 23 章 坏死性鼻中隔黏膜瓣

Carl H. Snyderman, Paul A. Gardner

23.1 病例介绍

23.1.1 临床表现

一例 45 岁男性患者，主诉头痛和复视。体格检查发现右侧展神经麻痹。计算机断层扫描（CT）和磁共振成像（MRI）提示中下斜坡占位性病变，具有脊索瘤的影像学特征（图 23.1）。病灶侵袭硬脑膜明显，但未涉及颅内血管。鼻内镜检查提示既往曾有鼻窦内镜手术史，鼻中隔黏膜瓣（NSF）血管蒂缩窄（图 23.2）。

23.1.2 手术经过

手术开始时，使用多普勒超声证实确认蝶腭动脉后间隔分支的存在。另外，吲哚菁绿（ICG）荧光确认选择供应最好的一侧血管（右侧）用于剥离鼻中隔黏膜瓣（图 23.2）。

采用经鼻内镜经斜坡入路至颅后窝，并将鞍底至枕骨大孔段斜坡完全磨除。外侧，切除骨质至颈内动脉斜坡旁段，同时将黏膜瓣血管蒂移位，在 Dorello 管中减压第 Ⅵ 颅神经。硬脑膜的脑膜层和骨膜层以及硬脑膜内肿瘤一起被切除。

使用嵌套胶原移植、嵌套阔筋膜移植、脂肪移植和血管化 NSF 进行标准的全层重建（图 23.3）。下方用鼻咽黏膜瓣覆盖阔筋膜移植物下方，再用明胶泡沫和 Merocel 棉片作支撑。同时进行腰椎脑脊液引流 72h，速度大约为 10mL/h。

23.1.3 术后管理

术后早期行 MRI 检查评估肿瘤切除情况，MRI 显示未见肿瘤残留，但未见远端 NSF 增强（图 23.4）。术后 3 天拔除腰椎脑脊液引流管，术后 1 周取出鼻腔填塞物。

术后第 3 周，患者出现发热、头痛加重、颈痛等症状。鼻腔有一股难闻的气味。内镜检查显示 NSF 坏死伴少量化脓（图 23.5）。MRI 再次显示 NSF 无

强化，但无脓液聚集。脑脊液检测结果提示脑膜炎，但培养结果为阴性。

内镜下对坏死黏膜瓣进行清创处理，在黏膜瓣深处发现部分脓液和移植脂肪部分坏死。取出移植的脂肪和阔筋膜，见移植的嵌体胶原保持完整（图 23.6）。

未见明显的脑脊液漏。取同侧鼻侧壁（下鼻甲）黏膜瓣，移植新的阔筋膜（图 23.7）。阔筋膜下缘与鼻咽黏膜瓣边缘采用 V-LOC 缝合。术中 ICG 成像及术后影像学检查证实鼻外侧壁黏膜瓣血液供应良好。因怀疑可能伴有脑膜炎，所以术后给予抗生素治疗，经治疗后患者康复出院。

23.2 挑战

该患者在诊断和治疗过程中面临的挑战：
- 术后早期发现黏膜瓣坏死并伴有硬脑膜外感染。
- 脑膜炎的诊断。
- 采用带血管的鼻侧黏膜瓣进行二次重建。

23.3 讨论

- 大型跨斜坡的骨质缺损，包括硬脑膜缺损在内，最好采用 4 层修复方法进行重建，包括嵌套胶原移植、嵌套筋膜移植和脂肪组织移植以及带血管黏膜瓣，其中使用脂肪填充主要是用来填补斜坡缺损防止脑桥疝发生（图 23.3）。
- 修复的下缘最容易出现修补失败。鼻咽黏膜瓣下方可将阔筋膜下缘置于黏膜深部。移植物或者皮瓣下缘也可以行 V-LOC 缝合固定。
- 本病例重点突出了 NSF 坏死的罕见并发症。NSF 坏死的危险因素包括既往手术史、术后 MRI 缺乏强化以及术中填充脂肪组织。既往手术史作为一个危险因素，主要是因为术后 NSF 的血管蒂缩窄。目前尚不清楚填充的脂肪坏死合并感染是否为促进因素，但就目前考虑，二者似乎有一定的关联，这也可能与斜坡的骨质缺损有关（见下文）。多

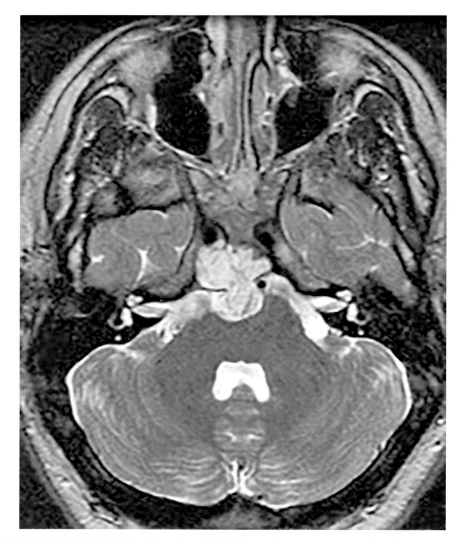

图 23.1　T2 MRI 显示斜坡脊索瘤伴硬脑膜内延伸。基底动脉移位到左侧。肿瘤压迫右侧外展神经并将其推挤至斜坡旁的颈内动脉后方

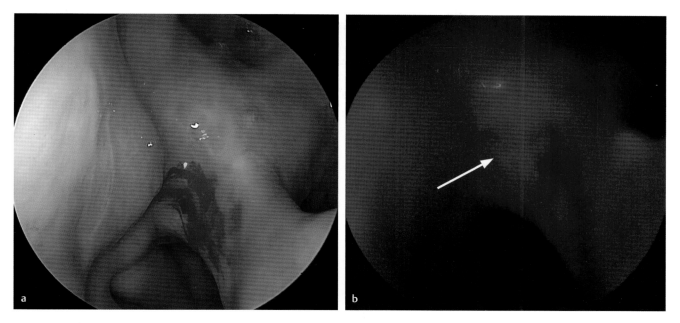

图 23.2 a. 鼻内镜显示鼻中隔黏膜瓣血管蒂缩窄（右侧）。多普勒超声检测蝶腭动脉后隔支。b. 吲哚菁绿荧光检查显示血管蒂血管丰富（箭头）

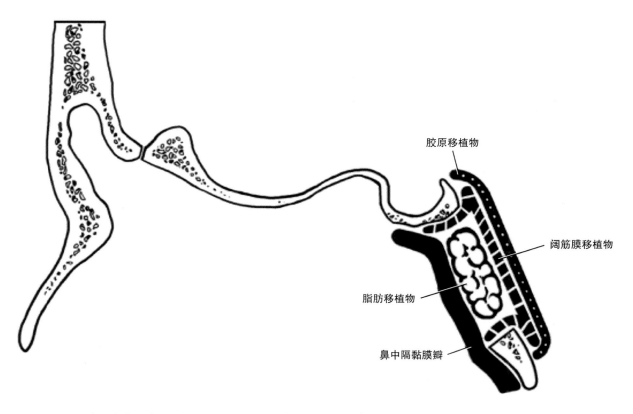

胶原移植物

阔筋膜移植物

脂肪移植物

鼻中隔黏膜瓣

图 23.3 4 层重建技术修复斜坡缺损：最内层即硬脑膜内胶原层，其次硬脑膜外用移植的阔筋膜覆盖，然后用脂肪组织作支撑以防止脑桥膨出，最后整个重建体系用带血管的鼻中隔黏膜瓣覆盖

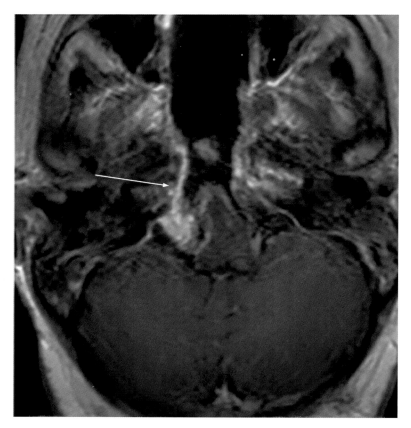

图 23.4 轴位 T1 加权增强 MRI 显示仅右侧鼻中隔黏膜瓣近端（箭头）增强

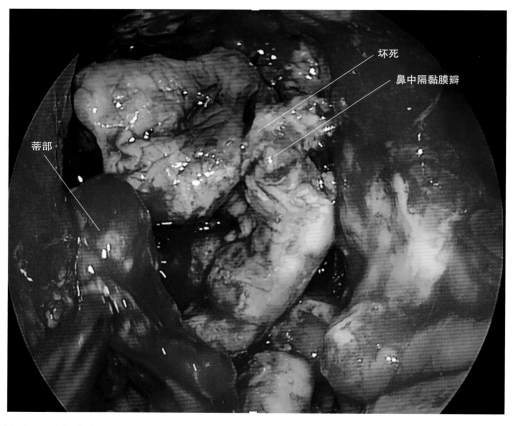

图 23.5 鼻内镜下显示右侧鼻中隔黏膜瓣远端坏死，在黏膜瓣深处伴有脓性分泌物

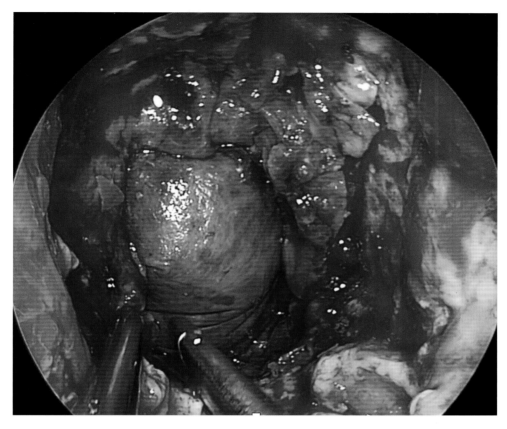

图 23.6 清除坏死的鼻中隔黏膜瓣、脂肪组织和移植的阔筋膜后，可见嵌入的胶原移植物保存完好

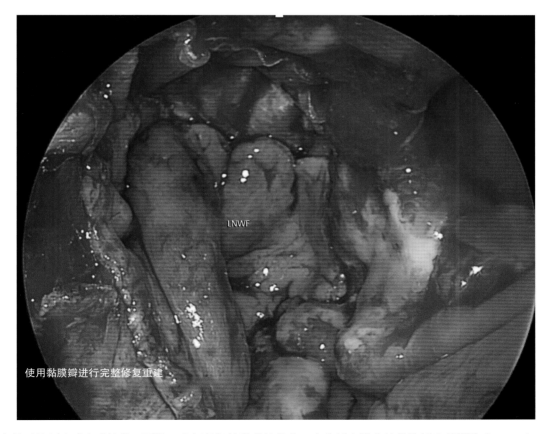

图 23.7 在暴露的硬脑膜内移植物上覆盖一个新的阔筋膜移植物和一个右侧血管化的鼻外侧壁黏膜瓣（LNWF）

普勒超声和 ICG 荧光对于评估术中残存血管状况有一定的价值。

- 术中对黏膜瓣的蒂部频繁的操作和分离，在斜坡缺损的情况下，黏膜瓣更容易发生坏死。这是因为黏膜瓣蒂部常常覆盖于翼状骨上，术中为了通过岩骨斜坡入路全切肿瘤，所以必须将该部分骨质切除。
- 迟发性 NSF 坏死的患者可表现为脑膜炎的症状和体征，但无脑脊液漏，可能伴有难闻的鼻腔气味。
- 建议对失活组织及时清创处理，并进行二次血管化黏膜瓣重建。

23.4　其他方案

对于既往有手术史且 NSF 黏膜瓣蒂部缩窄的患者，有以下几种重建方案：

- 非血管化重建。
- 若术中多普勒超声或 ICG 荧光提示后鼻中隔动脉存在，则进行 NSF 重建。
- 鼻侧壁黏膜瓣重建。如有需要，可扩展至鼻底黏膜和鼻中隔黏膜。

23.5　总结

- 存在 NSF 坏死危险因素的患者术后应密切关注感染症状和体征。
- 术中 ICG 血管显影和 / 或术后增强 MRI 可用于评估黏膜瓣的血供状况。
- 患者出现迟发性脑膜炎症状时，应该考虑迟发性 NSF 坏死可能。
- 及时进行手术清创和血管化组织修复以及抗生素联合治疗，以防止感染进一步发展。

参考文献

[1] Geltzeiler M, Nakassa ACI, Turner M, et al. Evaluation of intranasal flap perfusion by intraoperative indocyanine green fluorescence angiography. Oper Neurosurg (Hagerstown). 2018; 15(6):672–676.

[2] Champagne PO, Zenonos GA, Wang EW, Snyderman CH, Gardner PA. The rhinopharyngeal flap for reconstruction of lower clival and craniovertebral junction defects. J Neurosurg. 2021:1–9.

[3] Zwagerman NT, Geltzeiler MN, Wang EW, Fernandez-Miranda JC, Snyderman CH, Gardner PA. Endonasal suturing of nasoseptal flap to nasopharyngeal fascia using the V–Loc ™ wound closure device: 2-dimensional operative video. Oper Neurosurg (Hagerstown). 2019; 16(2):40–41.

[4] Chabot JD, Patel CR, Hughes MA, et al. Nasoseptal flap necrosis: a rare complication of endoscopic endonasal surgery. J Neurosurg. 2018; 128(5):1463–1472.

第 24 章　鼻中隔黏膜瓣无灌注怎么办?

Jamie J. Van Gompel, Janalee Stokken, Salomon Cohen Cohen

24.1　病例介绍
24.1.1　临床表现

一例 65 岁男性患者,主诉视力迅速下降。视野检查提示严重视野缺损(图 24.1)。头部磁共振成像(MRI)显示第三脑室内可见一长约 3.3 cm 的肿瘤,肿瘤延伸至垂体柄,在视交叉上方有明显的占位效应(图 24.2 和图 24.3)。患者否认既往头痛病史,但在过去的 5 个月体重增加了约 45lb(1lb=0.454kg)。实验室检查提示全垂体功能低下。

24.1.2　手术过程

手术的目的主要是明确病灶的组织学诊断和缓解视力受压的症状。鉴于稳态采集快速成像(FIESTA)中显示病灶位于视交叉部位(图 24.3),我们采取经鼻经结节入路。经过详细的术前讨论并取得患者同意后,术前先进行腰椎穿刺脑脊液引流,然后经鼻手术,预留鼻中隔黏膜瓣,切除右侧中鼻甲,并行筛窦切除术。双侧蝶窦切开后,行蝶鞍入路进入鞍区。随后将所有鼻窦间隔磨除,并去除蝶窦黏膜。根据相应的解剖学标志,磨除垂体前方骨质、鞍结节和蝶骨平台。打开前述骨质后,见环窦出血,用止血泡沫填充止血后进一步打开该区域的上方和下方区域,用双极灼烧止血,进而穿过环窦。打开鞍膈,识别垂体上动脉分支血管,将其推至上方予以保护。值得注意的是,整个肿瘤前部被垂体柄覆盖,因此,这部分肿瘤必须切除。取多个切除的肿瘤碎片送检,病理结果提示为牙釉质型颅咽管瘤。经 0°、30° 和 45° 内镜检查后,确定肿瘤全切除且垂体柄保留完好。取左侧大腿阔筋膜组织及脂肪组织,进行阔筋膜移植和胶原基质(Duragen,硬脑膜修复材料)置入,随后放置鼻中隔黏膜瓣,术后患者麻醉苏醒后感觉良好。

24.1.3　术后管理

术后第 1 天拔管,状态良好。MRI 显示肿瘤完全切除,但鼻中隔黏膜瓣未见增强(图 24.4)。

患者术后第 5 天无脑脊液漏,予以出院。术后第 7 天,患者出现快速进行性脑脊液漏,检测 β_2 转铁蛋白呈阳性。术后 1~2 周出现脑脊液漏,一般是以黏膜瓣坏死较为常见。该患者似乎符合轻度脑膜炎的诊断。此时,考虑黏膜瓣移植失败,因此立刻决定进行二次手术。术中见原先黏膜瓣呈黑色、坏死并伴有血栓形成。采用新的阔筋膜修复,更换硬脑膜替代物,最后用左侧鼻中隔黏膜瓣覆盖。术后腰椎脑脊液引流 3 天。此时黏膜瓣愈合良好(图 24.5)。视野检测显示视力完全恢复(图 24.5)。MRI 证实肿瘤全切除(图 24.6)。目前术后 30 个月,未接受放疗,未见肿瘤复发。全垂体功能低下使用 1- 脱氨基 -8-D- 精氨酸加压素(DDAVP)替代治疗,未出现下丘脑性肥胖。

24.2　挑战

- 术后高流量脑脊液漏。
- 鼻中隔黏膜瓣坏死。
- 30 天内二次手术。

24.3　讨论

鉴于术后第 1 天 MRI 提示黏膜瓣无灌注,我们讨论了 MRI 的结果,并对黏膜瓣的灌注情况表示担忧。经鞍结节入路处理第三脑室颅咽管瘤是术后发生脑脊液漏最高危的一种情况。我们认为已经进行了良好的多层修复,但是否应该重新进行黏膜瓣翻修并放置左侧鼻中隔黏膜瓣? 显然,当务之急修复可能会起到作用,患者可能不需要再次手术。此外,30 天内的再次手术将在全国范围内进行随访。我们对侵袭鼻中隔黏膜瓣或者广泛的颅底恶性侵袭的脊索瘤有过一些经验,这些肿瘤仅仅通过经鼻进行多

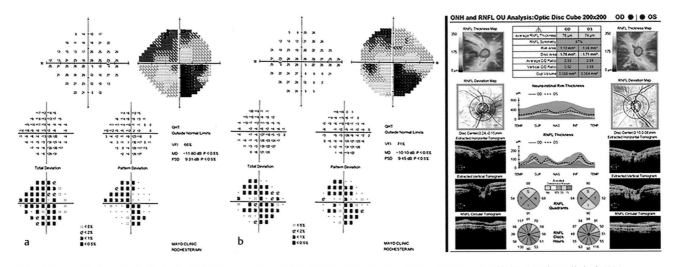

图 24.1　右眼（a）和左眼（b）的自动视野。视神经光学相干断层扫描（OCT）显示视野可恢复（绿色和黄色象限）

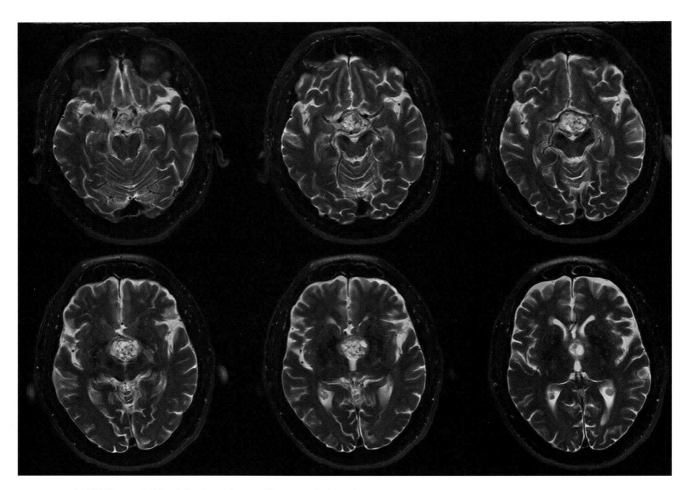

图 24.2　连续轴位 T2 磁共振成像（MRI）显示第三脑室占位性病灶

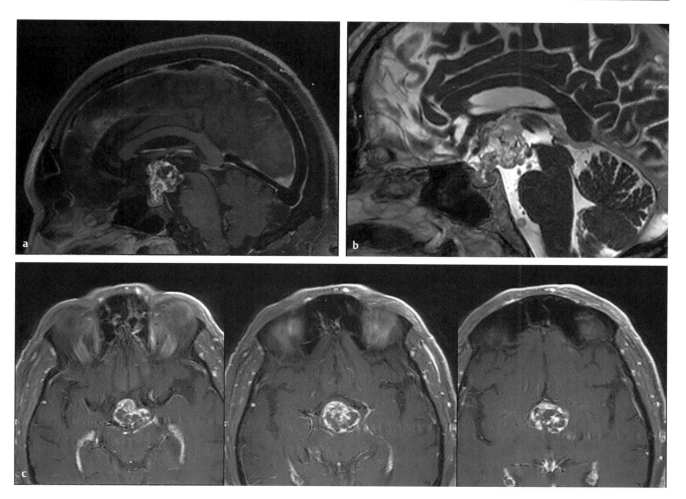

图 24.3　a. 矢状位 T1 增强磁共振成像（MRI）。b. 矢状位 FIESTA（稳态采集快速成像）。c. 连续轴位 T1 MRI 对比均显示与颅咽管瘤信号相一致的病灶，主要位于第三脑室

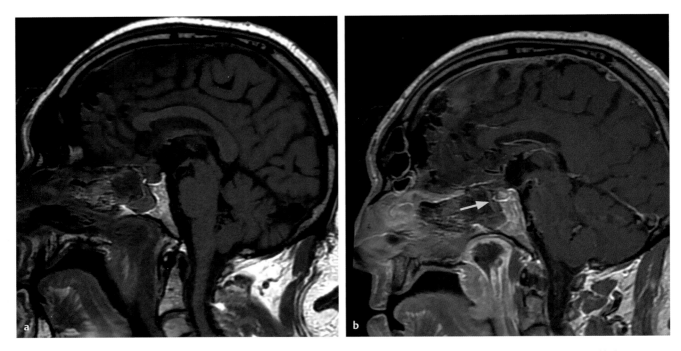

图 24.4　矢状位 T1 磁共振成像（MRI）。无增强（a）和有增强（b）图像对比显示鼻中隔黏膜瓣增强不明显（箭头）

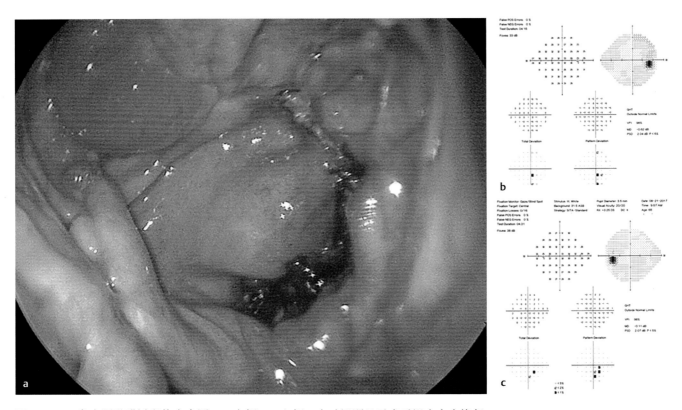

图 24.5　a. 鼻中隔黏膜瓣翻修愈合图。b. 右侧。c. 左侧。自动视野显示术后视力完全恢复

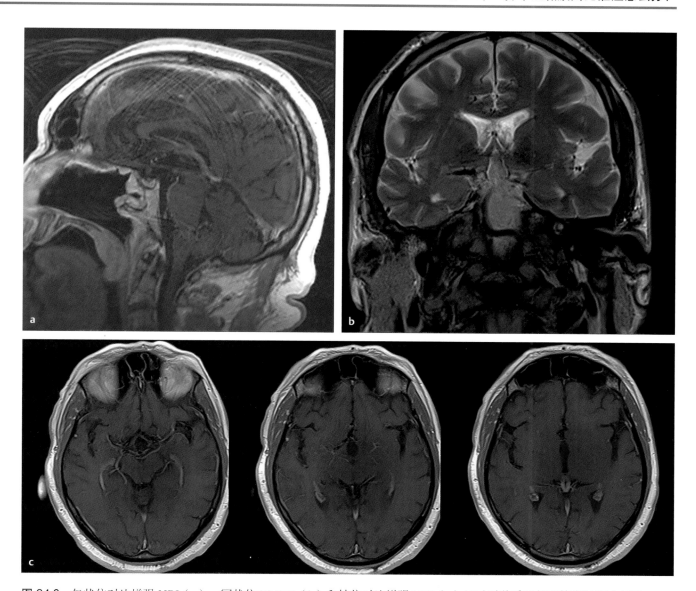

图 24.6　矢状位对比增强 MRI（a）、冠状位 T2 MRI（b）和轴位对比增强 MRI（c）显示牙釉质型颅咽管瘤被完全切除

层筋膜修复，效果非常好，而且未曾见到脑脊液漏发生。在这种情况下，我们将在初次手术后 3 天内行腰椎穿刺脑脊液引流，引流速度为 10mL/2h。另外，我们认为缺损面积相当小，大面积去除黏膜的情况除外，未灌注的鼻中隔黏膜瓣可作为游离的移植物，使移植物愈合至骨组织。然而，在这个病例中失败了，我们意识到术后 MRI 提示灌注不足对提高潜在脑脊液漏的认识是非常重要的。

24.4 其他方案

在这个病例中，其实还可以考虑采取其他的方法。比如，使用吲哚菁绿（ICG）内镜。然而，在当时该患者接受治疗时，ICG 内镜尚未得到美国食品和药品监督管理局（FDA）批准。在之后的 6~12 个月，ICG 内镜才被批准使用。IGG 内镜是术者离开手术室前检查黏膜瓣灌注的一种较好的方法。

也可以尝试使用多普勒超声观察鼻中隔动脉的灌注情况；但是这可能是缺乏安全感，因为它很难深入黏膜瓣，而且有可能出现远端有血栓形成，但近端仍有血流。此外，我们本可以在意识到黏膜瓣无灌注后就立即采取二次手术，但是我们还是决定继续观察。尽管这样做黏膜瓣失败的可能性进一步增加，但是多年来我们在非血管化修复方面也有过很多成功的案例。

24.5 总结

在进行黏膜瓣修复时，术后关注 MRI 影像尤为重要，一旦发现黏膜瓣无血流灌注，可以考虑立即返回手术室进行二次修复。

第 25 章 颅底手术后持续性皮下 / 硬脑膜外积气

Michael J. Link, Maria Peris-Celda, Garret W. Choby

25.1 病例介绍

25.1.1 临床表现

一例 54 岁男性患者，来自波多黎各，2014 年时因进行性加重的左眼突出和头痛就诊于家乡医疗机构，行影像学检查发现累及左侧蝶骨大小翼、眼眶和毗邻颞肌的富血运轴外肿瘤。由于担心术中出血，术前先行脑血管造影并栓塞颈外动脉的肿瘤供血分支，随后行左侧额颞开颅次全切除该肿瘤。病理回报：脑膜瘤 WHO Ⅰ 级。术后患者恢复良好，但于 2016 年再发突眼，并新发左侧头痛和复视，影像学复查提示残余肿瘤沿蝶骨大小翼、眼眶和颞下窝明显进展。患者再次接受手术治疗，原骨窗开颅，肿瘤获次全切除。病理回报：脑膜瘤 WHO Ⅰ 级。随后 1 年，患者出现左侧脸麻木及进行性加重的左眼视力下降和左侧头痛。不幸的是，患者既往所有影像学资料、病理标本和手术记录均被于 2017 年 9 月袭击波多黎各的飓风玛丽亚损毁。

患者于 2018 年 1 月首次就诊于明尼苏达州罗彻斯特的梅奥诊所。此时患者的额颞部切口愈合良好、颞肌中度萎缩、三叉神经 3 个分支支配区域的感觉均丧失、轻微动眼神经麻痹但无眼睑下垂。左眼视力 20/60，OCT 示左侧视神经中度萎缩（图 25.1）。患者的左眼常常保持闭合状态。行走时步态稍宽。影像学复查发现残余肿瘤再次复发累及左侧蝶骨大小翼、眼眶、前床突和海绵窦并侵犯蝶窦和颞下窝（图 25.2）。

25.1.2 手术过程

患者再次接受手术治疗，术中掀起原骨瓣，行眶颧（OZ）入路并磨除前床突，切除海绵窦外侧壁但未切除窦内肿瘤，最终肿瘤获次全切除。由于患者颅底骨质气化良好，因此 OZ 开颅时额窦被开放，减压左侧视神经管时后筛被开放，同时术者通过 V2 和 V3 之间的前外侧三角进入左侧蝶窦外侧

隐窝并切除该处肿瘤。术毕时从左大腿外侧获取脂肪组织和阔筋膜行颅底重建。先去除开放鼻窦腔内的黏膜并平铺一层阔筋膜，随后填塞脂肪并再外衬一层阔筋膜，最后喷洒组织纤维蛋白胶（Baxter, Deerfield, Illinois, USA）。使用钛板和钛钉复位眶颧骨瓣，原额颞骨瓣明显被肿瘤侵犯，因此将其脱钙并送病理检查，所遗留的颅骨缺损由钛网（Stryker, Kalamazoo, Michigan, USA）修复。

游离额颞骨瓣有明显被肿瘤累及迹象，我们将其脱钙并行病理分析。术后病理回报：脑膜瘤 WHO Ⅱ 级，患者恢复良好，于术后第 4 天出院。

25.1.3 术后管理

术后 14 天复诊时患者情况良好，但是术区明显膨隆，考虑假性脑膜膨出可能。有趣的是，平扫 CT 并未发现硬脑膜外积液或脑积水，取而代之的是大量皮下硬脑膜外积气，但无硬脑膜下积气（图 25.3a~d）。患者否认存在头痛、脑脊液漏或切口漏的症状，身体前倾行 Valsalva 呼吸时也无脑脊液漏表现。此外，家属反映患者睡觉时打鼾很严重，但并未被正式诊断为阻塞性睡眠呼吸暂停综合征（OSA）。在此后为期近 8 周的保守观察治疗中，患者多次复查 CT 均示顽固性巨大的皮下 / 硬脑膜外积气，期间曾尝试局部消毒后使用 18 号针头抽吸，但积气在 24h 内复现（图 25.3e~h）。

25.1.4 手术过程

最终为预防颅内积气进一步发展，决定行内镜经鼻颅底重建。在肿瘤切除后 2 个月，采用内镜经鼻蝶及左侧经翼突入路，显露左侧蝶窦外侧隐窝，经筛窦入路显露左侧额隐窝。首先制备右侧鼻中隔带蒂黏膜瓣，并将其置于鼻咽；同时制备鼻底游离黏膜瓣备用。开放蝶窦筛窦，发现前次术中经颅置入筛窦气房的脂肪。接着我们打开额隐窝，发现了之前填充在额窦的脂肪和阔筋膜。然后经翼突通道

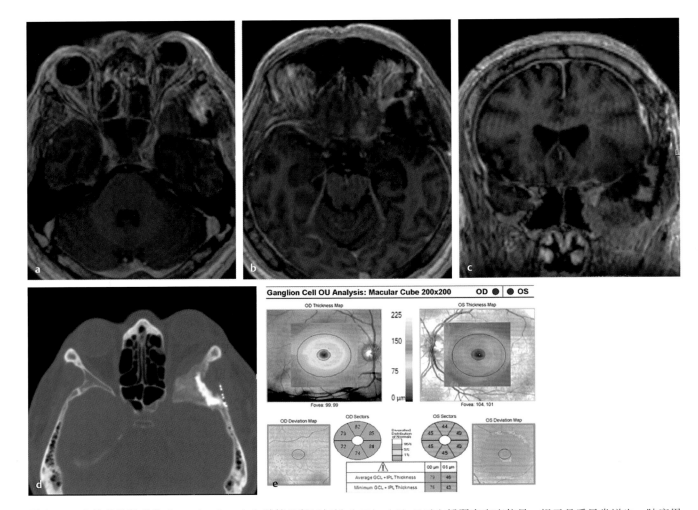

图 25.1 术前磁共振成像（MRI）（a~c）和计算机断层扫描（CT）（d）显示左蝶翼高密度信号，提示骨质异常增生。肿瘤累及眶周引起左眼突出。肿瘤也通过海绵窦延伸至左侧蝶窦。d. 可见先前手术中使用的骨水泥和颅骨固定设备，以及两个鳞状颞骨高度充气。e.术前光学相干断层扫描（OCT）显示，左眼神经节细胞层明显变薄，仅为 48μm，而右眼正常为 79μm

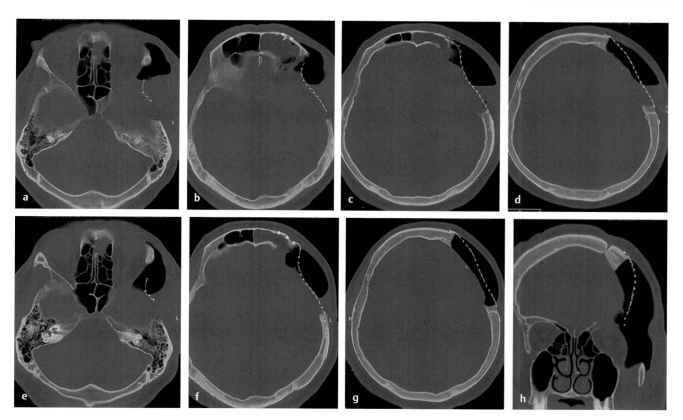

图 25.2 a~d. 术后第 14 天（POD），因左侧翼点区域膨隆，为排除假性脑膜膨出可能，头部 CT 显示：广泛的硬脑膜外、皮下积气；与鼻旁窦无明显沟通。可见左额窦内被脂肪和筋膜填满。遂行穿刺抽气。e~h. 术后 2 个月，皮下硬脑膜外积气持续存在，决定进行内镜鼻内探查及颅底重建

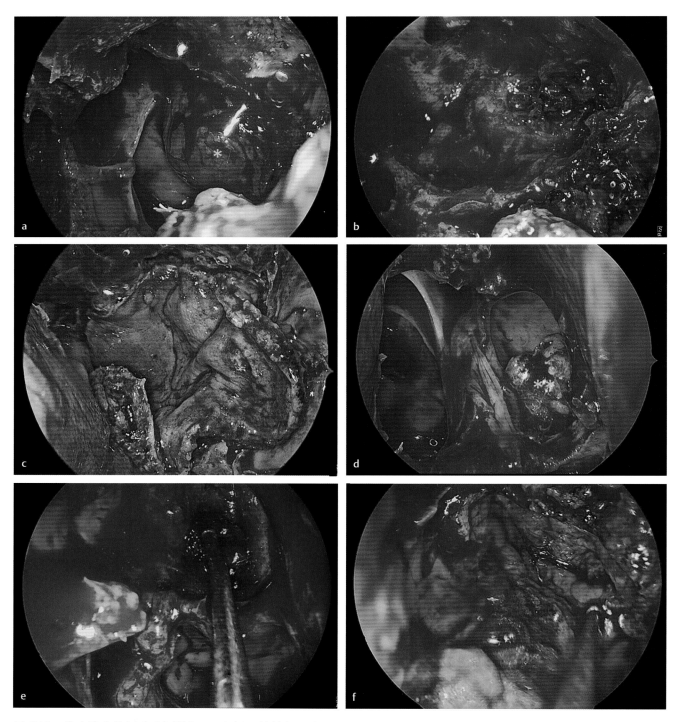

图 25.3 鼻内镜内修复（后）影像。a.左侧经蝶翼突入路，可见蝶窦及其中残留肿瘤（*）。b.切除残余肿瘤后，确定颅内需修补的位置。c.使用游离脂肪修复缺损，并将右侧带蒂鼻中隔黏膜瓣覆盖于其上（通过鼻中隔后部切除术）。d.打开额隐窝后，发现前次手术放置的脂肪（**）。e、f.在隐窝中再填充脂肪和止血纱布，随后覆盖游离黏膜瓣

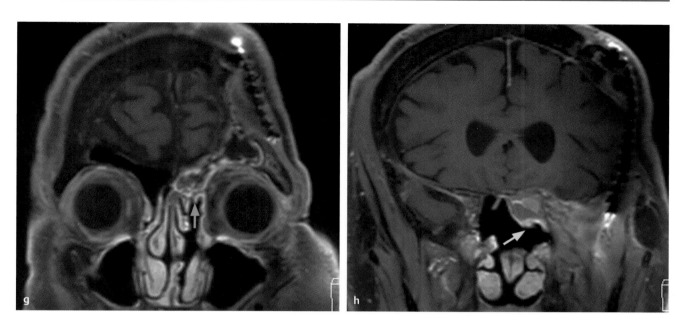

图 25.3　（续）g. 内镜修复术后冠状位 T1 增强 MRI，额隐窝被游离黏膜瓣（绿色箭头）覆盖。h. 鼻中隔黏膜瓣向后翻转，覆盖蝶窦缺损（黄色箭头）

向外，识别并电凝离断蝶腭动脉后，将翼腭窝内容物向下移，磨除翼突根部，识别保护 V2，显露蝶窦外侧隐窝。切除蝶窦内残留的肿瘤，可见前次术中放置的脂肪和阔筋膜。术中行 Valsalva 通气，既往手术区域未见脑脊液漏。从腹部取脂肪组织，填塞额隐窝区域，并将游离的黏膜移植物覆盖，黏膜侧朝向鼻腔。另取脂肪置于蝶窦外侧隐窝，最后使用带蒂鼻中隔黏膜瓣覆盖。患者恢复良好，于术后 2 天出院。

术后影像学随访示皮下积气消失。考虑到他的鼾声很大且疑似阻塞性睡眠呼吸暂停综合征（OSA），我们还为他提供了可调示下颌前移矫治器以缓解打鼾症状。患者随后恢复良好，无脑脊液漏、感染或颅内积气无复发（图 25.4）。手术后 2 年，他的身体状况良好，我们建议其对残余肿瘤进行放射治疗，但患者拒绝。

25.2　挑战

因颅内外沟通部的位置及其开放原因不明，封闭通道成为一个很困难的问题。很明显，鼻旁窦和硬脑膜外腔之间一定存在某种单向阀样的瘘口，这样空气就能进入伤口但不能排出体外。由于无明显脑脊液漏，因此无急诊手术指征，但瘘管存在可能诱发眶颧（OZ）入路相关感染风险，影响如游离脂肪、阔筋膜、钛网等无血供组织。

25.3　讨论

该病例展示了一种罕见的术后顽固性颅内硬脑膜外积气的情况，其产生机制为术中采用复杂颅底入路切除该例复发蝶骨大小翼、前床突、眼眶和中央颅底脑膜瘤后，术区与鼻窦之间存在隐匿性通道并形成单向活瓣使得气体持续积聚于颅内产生类似

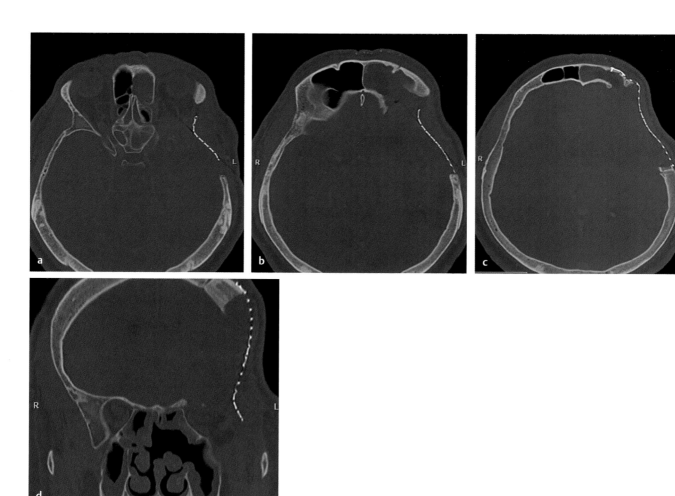

图 25.4　术后 1 个月 CT 显示气颅消退，轴位（a~c）和冠状位（d）

假性脑膜膨出的外观，其 CT 表现为大量皮下硬脑膜外积气。

25.4　其他方案

另一种选择是经原切口进入，从上方使用脂肪或游离肌肉对鼻旁窦进行填充封堵。考虑患者已经反复经原切口进入 3 次，再次进入将大大增加颅内感染和伤口愈合不良的风险。最重要的是，我们担心在之前的手术中可能遗漏某些鼻窦瘘口，而从上方填充难以对瘘口进行有效封堵。因此，尽管我们没有办法明确空气进入的通道，但通过广泛暴露颅底的鼻腔侧，并以游离脂肪、黏膜和带蒂鼻中隔黏膜瓣对其进行加固能够最大限度地消除潜在瘘口。

25.5　总结

很少情况下，当颅底缺损，颅内与鼻旁窦间存在瘘管时，会因单向阀机制，致颅内积气。若硬脑膜完整，空气将局限于硬脑膜外，形成硬脑膜外积气，其有潜在的感染风险，并可能影响患者外观。如本例所示，经鼻腔封闭颅底瘘口，是一种有效且低风险的策略。

第 26 章　顽固性脑脊液漏

Abdulaziz Alrasheed, Akina Tamaki, Daniel Prevedello, Stephen Y. Kang, Enver Ozer, Mathew Old, Nolan Seim, Amit Agrawal, Ricardo L. Carrau

26.1　病例介绍

26.1.1　临床表现

一例 36 岁女性，有凝血因子 V 缺乏和斜坡脊索瘤病史，曾多次行内镜及开放手术切除斜坡脊索瘤。左侧颈内动脉已闭塞。术后行 2 次质子束治疗。患者在伽马刀治疗后出现自发性脑脊液漏。多次尝试使用局部皮瓣和前臂游离皮瓣修复脑脊液漏未果。最终，行脑室腹腔分流术，并转至我院治疗持续性脑脊液漏伴颅内积气和脑膜炎（图 26.1 和图 26.2）。

26.1.2　手术过程（视频 26.1）

首先采用浴缸塞技术封堵脑脊液漏，即先填塞腹部游离脂肪，随后外衬游离下鼻甲黏膜瓣。然而 2 周后患者再次出现脑脊液漏，此次被迫采用帽状腱膜 – 颅骨膜瓣和颊脂垫这种罕见的组合方式来覆盖整个颅底缺损处。不幸的是，10 天后由于远端的颅骨膜瓣坏死，患者脑脊液漏复发，此时不得不考虑使用游离皮瓣修复斜坡缺损，术前计划采用股外侧肌游离瓣，其蒂部穿过咽后与颈部血管进行吻合。游离瓣修复颅底技术复杂，于内镜下进行更加增添了其操作难度。此外，对该患者采用该技术还有其他两个难点：一是咽后已有先前转移的前臂皮瓣且该皮瓣占据了颅底缺损的后部和鼻咽后壁直至下方的 Passavant 嵴；二是必须保护前臂皮瓣的血管蒂并削去其表皮层以利于新的皮瓣生长贴附。术中从口腔置入 Dingman 牵开器并上抬软腭，经口显露前臂皮瓣的下极。随后于皮瓣与鼻咽后壁黏膜的交界处切开，辨认血管蒂后将其剥离黏膜。之后使用消融双极削薄皮肤直至真皮层，从咽后通道转入股外侧肌游离瓣并将其适形遮盖颅底缺损，最后将其蒂部

与颈部血管吻合。

26.1.3　术后管理

患者术后恢复良好，无脑脊液漏表现。术后 MRI 可见血运良好的游离瓣覆盖于颅底缺损处（图 26.3）。术后 11 个月随访时患者情况良好。

26.2　挑战

该病例所面临的挑战可以归结为 3 个主要因素：一是可选择的重建手段有限，以前的手术和修复的尝试将许多可能的重建方法耗尽；二是放疗造成的伤口愈合不良；三是缺损的位置在蝶骨平台后缘。由于患者经历多次手术及放疗，其颅底组织很可能存在因放射性坏死继发的伤口愈合不良。因此，我们没有选择获取有活力的局部皮瓣进行重建。

26.3　讨论

颅底重建由易到难可分为简单移植、带蒂瓣膜移植和游离瓣膜移植。带蒂瓣膜的移植失败（既往手术限制了瓣膜的选择）和颅底坏死组织的存在（由于受体部位血供差，致伤口愈合不良）限制了我们对移植瓣膜的选择。在这样极端情况下，我们强烈建议使用肌瓣，其中以股外侧肌游离瓣或前锯肌瓣的颅底重建效果最好。

26.4　其他方案

鼻中隔、鼻腔外侧壁黏膜瓣和颞顶筋膜均已被使用过或无法使用。

26.5　总结

显微血管游离瓣是重建颅底缺损的一种可行性选择，遇到复杂病例时应纳入考虑。

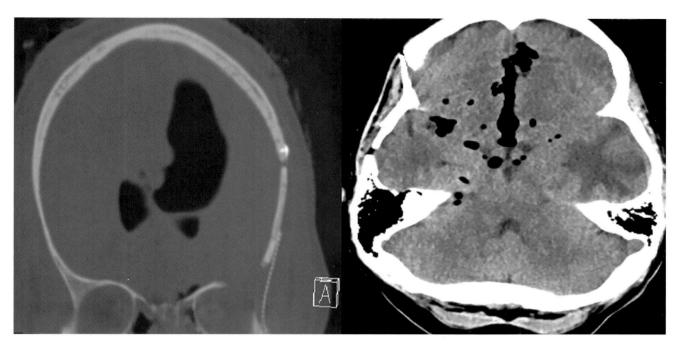

图 26.1 术前 CT 显示大脑存在颅内积气

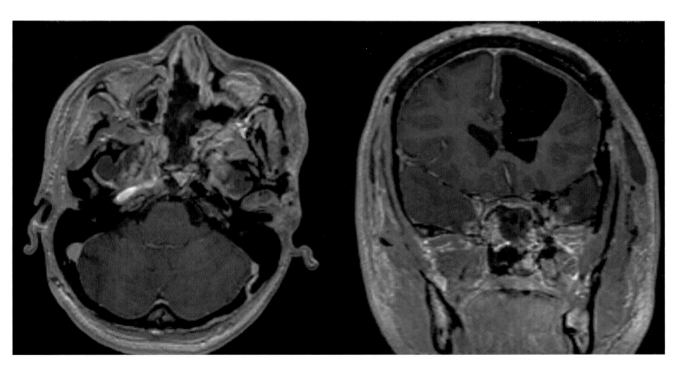

图 26.2 术前磁共振成像（MRI）显示斜坡缺损和颅内积气

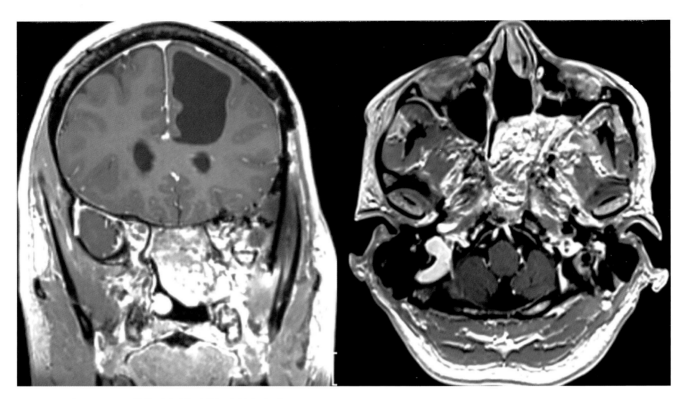

图 26.3　术后 MRI 示带蒂游离瓣覆盖颅底缺损部位

索引

注 : 加粗或斜体的页码分别表示标题或图片。